JN127088

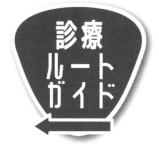

すぐわかる

子どもの便秘

診療
ルート
ガイド

著 **冨本和彦**
とみもと小児科クリニック理事長

中外医学社

はじめに

　「賢者は歴史に学び，愚者は経験に学ぶ」といいます．医療の現場では「歴史」は「論文」に言い換えられるでしょうか．勤務医時代は，小児循環器を中心に一般診療にも携わっていましたが，実はプライマリケアをそれほど掘り下げていたわけではありません．しかし開業して町医者となれば，便秘の子どもも診ることになります．当時はまだ日本の診療ガイドラインがなかった時代で結構苦労しましたが，このころ出たのが ROME Ⅲ の国際基準です．ここに便秘の定義が示されています．引っかかったのは「トイレが詰まるほどの大きな便」というところでした．ちょっと極端すぎるなと感じました．日本人ではこのようなケースはあり得ないと思っていたのです．

　それから数か月後．初診の便秘の子が来ました．腹部エコーでは巨大な便塊が見えます．まずは浣腸と……．数十分後……見事にトイレが詰まりました．スタッフがラバーカップ（＝すっぽん）で頑張りましたが，治りません．結局業者に頼んで便器をすべて取り外さないとダメでした．**請求額1万4000円**．自らの経験不足が身に沁みました．

　一方，「歴史（論文）」には問題もあります．便秘の論文内容と，自らの経験にずれが出ることがあるのです．通常，医学に関する論文を読むと，経験と照らし合わせて「なるほど！」と納得することが多いと思います．今の科学論文は Evidence base になっているので，誰がやってもそれに近い結果が出るからです．しかし，こと便秘論文に限ってはストンと落ちてきません．治癒率然り，牛乳除去然りです．子どもの慢性便秘の病態にも混迷がみられます．きわめて難治とされる通過遅延型

便秘は 13〜25％にあるとされますが，「便秘の 4〜5 人に一人は治らない言うんかい！」と突っ込みたくなります．

　混迷の最大の原因は，これまでプライマリケアからの情報発信がなかったことです．患者さんが最初に訪れるのは町の開業医でしょう．経験豊富なプライマリケアからの情報発信がなければ，便秘管理の本来の姿は見えてきません．「小児機能性便秘症診療ガイドライン」が 2013 年に出され，ようやく光が見えました．しかし，それでもまだプライマリケアの現場とは多少のずれがあるように思います．本書ではプライマリケアの便秘診療の実際を「論文」と「経験」からお話しすることにします．

　　2022 年 4 月

冨 本 和 彦

【本書の構成】
　ダラダラと長く全部読まないでも，明日からの診療にすぐに使える単純な理解「ぶっちゃけて言えばこう！」を載せています．お急ぎの方はこちらだけでもわかるようになっています．しかし，結構大胆な書き方になっていますので，「えっ」と思った場合はきちんと全文を読んで，誤解のないようにしてください．

目次

第1章　排便の生理と発達

第2章　便秘のメカニズム

第5章　便秘のホームケア

第6章　便秘の治療

第8章　慢性便秘の予後

保護者への説明資料

本資料は下記アドレスよりアクセスしダウンロードが可能です

http://www.chugaiigaku.jp/images/benpi

便秘 診断〜排便日誌のつけ方

Q 4日に一度しか便が出ません。便秘ですか？

A 単に便が出ないだけのものは便秘とはしません。便秘にもちゃんとした定義があります。

専門の先生たちがローマに集まって、定義を決めました。

これが便秘（ROME IVの診断基準）

4歳未満	4歳以上
少なくとも最近1か月間にわたり以下の2項目以上があること 1．排便が週に2回以下 2．過度の便貯留 3．痛みを伴う、あるいは硬い便通の既往 4．大きな便の既往 5．直腸内に大きな便塊がある トイレトレーニングが終わっている子の場合には場合には、以下の基準も用いる 6．トイレでの排便を習得後、少なくとも週に1回以上の便失禁 7．トイレがつまるくらいの大きな便の既往	少なくとも最近1か月間にわたり以下の2項目以上があり、過敏性腸症候群の診断基準を満たさないこと 1．発達年齢が少なくとも4歳以上の小児で、排便が週に2回以下 2．週に1回以上の便失禁 3．排便をがまんする姿勢をとる〜自発的な過度の便貯留 4．痛みを伴う、あるいは硬い便通の既往 5．直腸内の大きな便塊 6．トイレがつまるくらいの大きな便の既往 適切な評価を行っても、これらの症状が他の疾患では説明がつかないもの

排便をがまんする姿勢

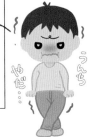

うんち

やだ…

いろいろ難しいですが‥
ぶっちゃけて言うと

> 便が硬くて出にくい。
> →硬く大きな便が出ると痛いから、ウンチをがまんする。
> →さらにウンチがたまって、たまにおもらしする。

Q これって便秘？

A 赤ちゃんは便が出ないことがよくありますが、便秘じゃないことも多くあります。

生理的排便頻度の減少

うすい黄色

ちょっと濃い緑色

一日の排便回数

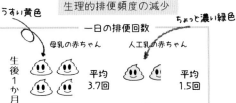

	母乳の赤ちゃん	人工乳の赤ちゃん
生後1か月	平均3.7回	平均1.5回
生後3か月	平均1.9回	平均1.4回

どちらもウンチが軟らかければ問題ありません。

乳児排便困難

生後9か月末満の赤ちゃんで
10分以上いきんでもウンチが出ない
〜出ても軟らかいウンチのとき

いきんだときに肛門がうまく開かないために便が出ません。ウンチを出すのが下手なだけです。出し方を覚えれば、ちゃんと出るようになります。

でも、便秘じゃないよ。

綿棒浣腸はやらないでね。

綿棒浣腸はそれほどのものとは感じませんが、赤ちゃんは苦痛に感じているかもしれません。赤ちゃんは大人より痛みを感じやすいのです。
また、肛門の刺激がないと排便できない癖（条件反射）をつける可能性もあります。

母乳の赤ちゃんでは生後2か月過ぎにウンチの回数が激減！
出ないときは平均6日間（最大28日間も！）排便がありません。

1週間から10日以上出なければ、受診してもいいかも。
でも、便秘の赤信号（警告サイン）があればすぐ受診しましょう。

そもそも病気じゃないものを治療しちゃ♯✕でしょ

Q 便秘のホームケアには効果がある？

A ✕ 水分をとる

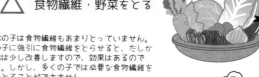

便秘の子は水分をあまりとっていません。便秘の予防として意識的に水分をとるのは正解です。しかし、いったん便秘になったものに水分をいっぱいとらせても、おしっこがジャンジャン出るだけで治療にはなりません。

一方、下剤を使っている時には水分を多くとりましょう。下剤の効果がよりよくなります。

ホームケアにこだわって治療を遅らせないで

△ 食物繊維・野菜をとる

便秘の子は食物繊維もあまりとっていません。便秘の子に強引に食物繊維をとらせると、たしかに便秘は少し改善しますので、効果はあるのでしょう。しかし、多くの子では必要な食物繊維を充分量とることができません。

△ ヨーグルトなどで腸内環境を整える

便秘の子では、腸内細菌の構成が正常パターンと異なっています。しかし、実際に便秘の子に「善玉菌」を大量に与えてもそれほどいい効果は得られませんでした。それでも便秘にともなう腹痛は少し改善したこと、正常排便の人の腸内細菌を特殊な便秘の人に移植したら有効だったという報告もあり、「善玉菌」に全く意味がないわけではなさそうです。

腸運動を活発に
善玉菌
善玉菌
悪玉菌

Q 排便日誌はどうつけるの？

便秘の治療で一番大事なのは、子どもの排便の状態をきちんと見て、診察の時にそれを伝えられるようにしておくことです。排便日誌は以下のものを用いますが、小児慢性便秘症診療ガイドライン作成委員会のサイトからもダウンロードできます。
（https://www.jspghan.org/constipation/files/checksheet.pdf）

A 排便日誌のつけ方

細かいですが、集計しやすいように、ちょうど28日分記録できるようになっています。

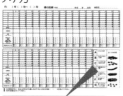

 を観察します。

		全くの水状態
A	水のような便	
B	形のない泥のような便	
C	水分が多く非常に軟らかい便	
D	適度な軟らかさの便	
E	水分が少なく、ひび割れている便	
F	短く固まった硬い便	
G	固くコロコロの便（ウサギのフンのような便）	

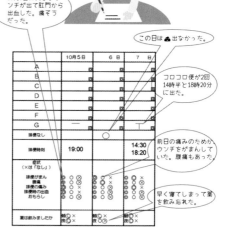

10月5日に大きなウンチが出て肛門から出血した。痛そうだった。

この日は💩出なかった。

コロコロ便が2回14時半と18時20分に出た。

前日の痛みのためかウンチをがまんしていた。腹痛もあった。

早く寝てしまって薬を飲み忘れた。

	10月5日	6日	7日
A			
B			
C			
D			
E			
F			
G	ー	◯	T
排便なし		◯	
排便時刻	19:00		14:30 18:20
症状（✕は「なし」）排便がまん腹痛排便の痛み排便時の出血おもらし	◯✕ ◯✕ ◯✕ ◯✕ ◯✕	◯✕ ◯✕ ◯✕ ◯✕ ◯✕	◯✕ ◯✕ ◯✕ ◯✕ ◯✕
薬は飲みましたか	朝◯✕ 昼◯✕ 夕◯✕	朝◯✕ 昼◯✕ 夕◯✕	朝◯✕ 昼◯✕ 夕◯✕

便秘 治療の道すじ

Q どうして便秘になるの？

A 便秘の始まりは、「排便がまん」です。

何らかのきっかけ（トイレトレーニング、遊びに夢中になる、学校のトイレを嫌がるetc）で排便をがまんすると、直腸で水分が吸収され、硬い便が作られます。ここに次々と新しい便がやってきますので、どんどん大きくなります。この巨大な硬い便を出したときには痛みや出血を伴いますので、ウンチへの恐怖心が生まれ、さらに排便をがまんするようになります。

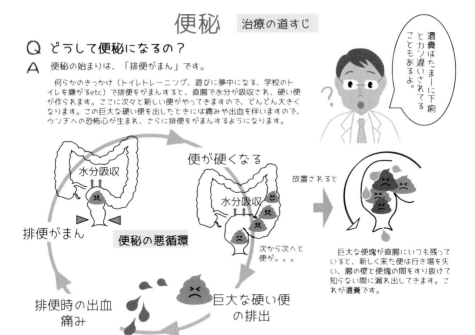

遺糞はたまーに下痢とカン違いされてることもあるよ。

水分吸収

便が硬くなる

水分吸収

排便がまん

便秘の悪循環

次から次へと便が・・・

放置されると

巨大な便塊が直腸にいつも残っていると、新しく来た便は行き場を失い、腸の壁と便塊の間をすり抜けて知らない間に漏れ出してきます。これが遺糞です。

排便時の出血
痛み

巨大な硬い便
の排出

Q 便秘が放置されると・・。

A 大人の難治性便秘の便排出障害型便秘というのがあります。これは、子どもの時期の「排便がまん」が習慣化したものです。

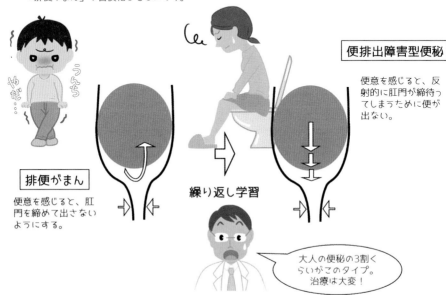

便排出障害型便秘

便意を感じると、反射的に肛門が締まってしまうために便が出ない。

排便がまん

便意を感じると、肛門を締めて出さないようにする。

繰り返し学習

大人の便秘の3割くらいがこのタイプ。治療は大変！

Q 治療にはどのくらいかかるの？

A 長いです。ざっと2年

4歳過ぎてから受診した子だと1年で半数が卒業する。

小さな子も含めると、1年たっても1/4くらいしか卒業できていない。

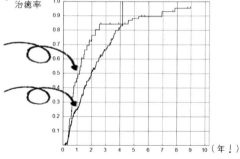

治癒率

（年！）

Q なぜ、そんなにかかるの？

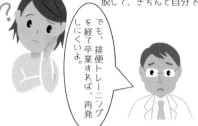

でも、排便トレーニングを経て卒業すれば、再発しにくいよ。

A 薬でコントロールするだけなら1-3か月でできます。しかし、最終的に薬から離脱して、きちんと自分で排便できる習慣がつくまでに時間がかかるのです。

薬で便をいい状態にコントロールしておいて、ある時期から排便トレーニングを開始します。小さな子どもではこの排便トレーニングのやり方がまだわかってもらえません。

だいたい3歳半くらいからトレーニングが開始できますが、2-3歳で受診した子はそれまでの時間が余計にかかるために、治療期間が長くなってしまいます。

Q 治療の道すじは？

A たまった便を全部出してしまってから、薬で便をコントロールしていきます。
それができたら、年長の子では排便トレーニングに移ります。

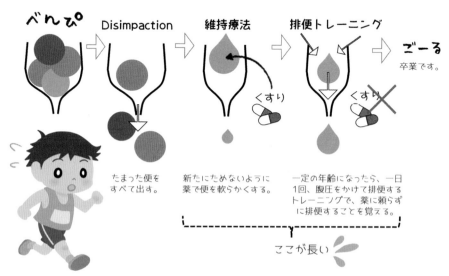

べんぴ ⇒ Disimpaction ⇒ 維持療法 ⇒ 排便トレーニング ⇒ ごーる
卒業です。

たまった便をすべて出す。

新たにためないように薬で便を軟らかくする。

一定の年齢になったら、一日1回、腹圧をかけて排便するトレーニングで、薬に頼らずに排便することを覚える。

ここが長い

便秘

Q 排便トレーニングの意味は？

A 便秘薬の多くは、水分吸収を抑えて便を軟らかくする作用があります。これで便秘の悪循環が断ち切られますので、薬を使っている間は快便になっています。しかし、薬をやめたとたんに元の木阿弥。何かをしないと、なかなか薬から卒業できません。

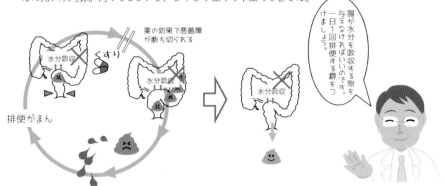

腸が水分を吸収する隙を与えなければいいのです。一日1回排便する癖をつけましょう。

多くの場合、3歳半くらいから排便トレーニングができるようになります。便秘が長く続いていると、直腸が拡がって便意を感じにくくなり、収縮力も弱まってきます。この収縮力を腹圧をかけて補い、便意がなくても一日1回一定時刻に排便する習慣をつけます。努力排便で体のリズムができてくると、いずれ自然な便意がおきるようになります。

Q 排便トレーニングのモチベーションを高めるには？

A 維持療法から排便トレーニングの確立まではかなり時間がかかります。この間、子どもが前向きにトレーニングに取り組むためのコツがあります。

子どもには自分のがんばっている姿を保護者にみていてもらいたいという思いがあります。特に成果が上がらないことに取り組んでいる時にはなおさらです。子どもの姿を見て、言葉にしてほめてあげましょう。
また、がんばったことを認め、達成感を得るためにトレーニングシートを排便日誌と別に作ります。

ステップ1「時間を決めてすわる」ができたら、○をつけます。

トレーニングで出た時だけ○をつけます。

step	step ( ) 時間 ( )	10月5日	6日	日
1	一定時間に座る	○	○	○
2	出ましたか？		○	

がんばりました　シール

目標が達成できたら、本人の好きなシールを貼ります。

スキップができる、逆上がりができるといったことと同じように、複雑な排便機能の成熟には、個人差があります。長くかかる子もいます。急がない、怒らない、焦らない。

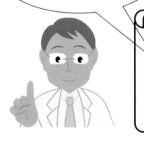

ほめ方のコツ

○	ほめるポイント	☞ できていなかったところをほめる。
○	ダメ出ししない	☞ あと一息だった。もうちょっとで出るよ！
○	結果ではなく、努力をほめる。	
○	ときに「叱る」もあり	☞ これができるのは保護者に限られます。
○	他人と比較しない	☞ 排便機能の成熟が遅く、長くかかる子もいます。
○	「舞台俳優」になる	☞ 「ほめる」のが苦手なら、「認める」を！

Q 排便トレーニングはどのようにやるの？

A 排便トレーニングは、2つのステップがあります。一定時刻にすわる練習とそこでいきむ練習です。

ステップ1　時間を決めてすわる

● 排便トレーニングの時刻

朝食後がベストですが、朝はみんな忙しいので、朝食後にこだわらずに余裕のある時間帯で、なるべく食後に・・。19時前後にやっている人が多いです。

● 排便トレーニングの場所

トイレで排便をするトレーニングではありません。定時で排便するためのトレーニングですから、どこでも構いません。トイレでも、おまるでも、おむつでも、しゃがんでくれればOKです。

● 排便トレーニングの姿勢

姿勢は和式便器をイメージします。和式便器の姿勢をとると、直腸がストレートに近づき、排便しやすくなります。洋式便器では足が床に届いていない子が多いので、足台を使います。膝が鋭角になるように。

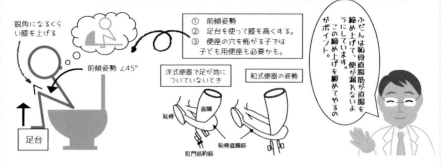

鋭角になるくらい膝を上げる

前傾姿勢 ∠45°

足台

① 前傾姿勢
② 足台を使って膝を高くする。
③ 便座の穴を怖がる子では子ども用便座も必要かも。

洋式便器で足が地についていないとき

和式便器の姿勢

恥骨　直腸　肛門括約筋　恥骨直腸筋

ふだんは恥骨直腸筋が直腸を締め上げて、便が漏れないようにしています。この締め上げを緩めてやるのがポイント。

ステップ2　いきんで腹圧をかける練習

すべてトイレに座った状態（あるいは、おまる、おむつ）で行います。大人も一緒にトイレに入って、いきんで見せて教えましょう。

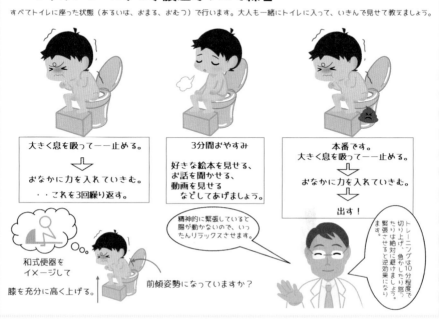

大きく息を吸って――止める。
⬇
おなかに力を入れていきむ。
・・これを3回繰り返す。

3分間おやすみ
好きな絵本を見せる、お話を聞かせる、動画を見せるなどしてあげましょう。

本番です。
大きく息を吸って――止める。
⬇
おなかに力を入れていきむ。
⬇
出す！

和式便器をイメージして
膝を充分に高く上げる。

前傾姿勢になっていますか？

精神的に緊張していると腸が動かないので、いったんリラックスさせます。

トレーニングは10分程度で切り上げ、急かしたり怒ったりは絶対に避けましょう。緊張させると逆効果になります。

ROME IV 基準で慢性便秘と診断

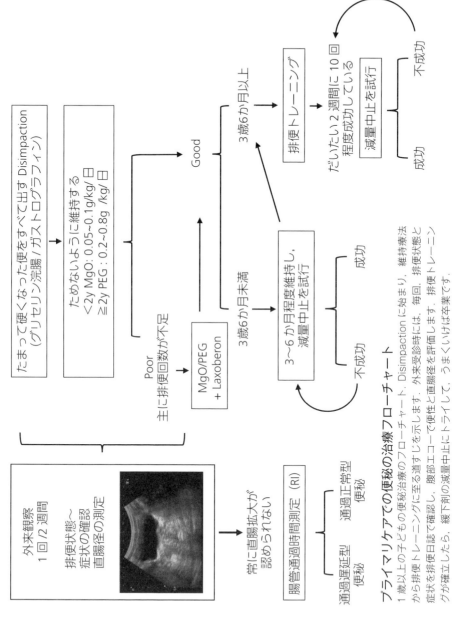

たまって硬くなった便をすべて出す Disimpaction
(グリセリン浣腸 / ガストログラフィン)

ためないように維持する
<2y MgO: 0.05~0.1g/kg/日
≧2y PEG: 0.2~0.8g /kg/日

Poor
主に排便回数が不足

MgO/PEG
+ Laxoberon

Good

3歳6か月未満

3歳6か月以上

3～6か月程維持し、
減量中止を試行

排便トレーニング

だいたい2週間に10回
程度成功している
減量中止を試行

成功

不成功

成功

不成功

外来観察
1回/2週間

排便状態～
症状の確認
直腸径の測定

常に直腸拡大が
認められない

腸管通過時間測定 (RI)

通過遅延型
便秘

通過正常型
便秘

プライマリケアでの便秘の治療フローチャート
1歳以上のこどもの便秘治療のフローチャート．Disimpaction に始まり，維持療法
から排便トレーニングに至るその道すじを示します．外来受診時には，毎回，排便状態と
症状を排便日誌で確認し，腹部エコーで便性と直腸径を評価します．排便トレーニン
グが確立したら，緩下剤の減量中止にトライして，うまくいけば卒業です．

xvii

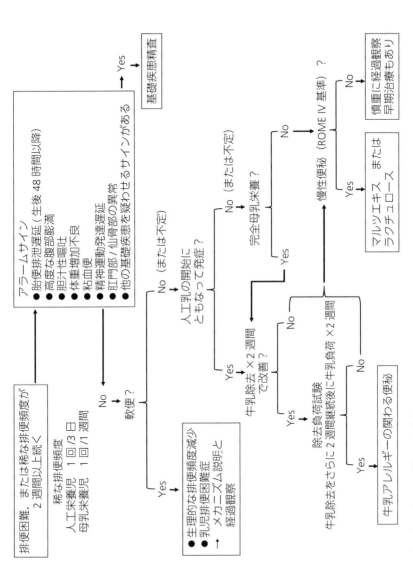

1歳未満の児の排便異常への対応 1歳未満の子どもの排便異常の対応フローチャート。この年齢では排便がまんがまだできないので、本当の便秘は少なく、治療の必要のない生理的な排便頻度の減少や乳児排便困難症が多く含まれます。ただし、まれに基礎疾患のあるものがあり、アラームサインに注意が必要です。また、牛乳アレルギーによる便秘もありうるため、除去負荷試験で確認します。（参考：Vandenplas Y, et al. Acta Paediatr 2015; 104: 449-57）

R（　）年（　）月～（　）月　　名前　　　　年令　　才　　か月　　病院名

便の記録

	全くの水状態
A	水のような便
B	形のない泥のような便
C	水分が多く非常に軟らかい便
D	適度な軟らかさの便
E	水分が少なく、ひび割れている便
F	短く固まった硬い便
G	硬くコロコロの便（ウサギのようなうんち）

（排便記録表）

月
A
B
C
D
E
F
G
排便なし
排便時別
症状（×は「なし」）排便がまん／腹痛／排便時の痛み／排便時の出血／おもらし
薬は飲みましたか

- 5日間排便がない、あるいははきわめて少量しか出ていないときには浣腸（　）本を用いてください。
- 症状の記載は必ずしてください。

便秘外来で用いている排便日誌　便秘外来で用いている排便日誌ですが、記録方法は保護者への説明資料「診断～排便日誌のつけ方」を参照してください。

R　年　月～　月　　トレーニングノート　名前＿＿＿＿＿＿　年令　才　か月　病院名＿＿＿＿＿＿

step（　　）	月 日	日	日	日	日	日	日	日	日
時間									
1　一定時間に座る									
2　出ましたか？									
がんばりました シール									

step（　　）	月 日	日	日	日	日	日	日	日	日
時間									
1　一定時間に座る									
2　出ましたか？									
がんばりました シール									

○　排便トレーニングの時間
　リラックスした時間で
●朝食後がベスト（胃・結腸反射がある時間帯で、なるべく食後に
●あまりこだわらずに保護者の余裕のある時間帯で、なるべく食後に

○　排便トレーニングの場所
●トイレトレーニングではありません
●トイレでも、おまるでも、おむつでも、どこでもしゃがめばOK

○　排便トレーニングの姿勢
　和式便器をイメージして
　①　前傾姿勢
　②　足台で膝を思い切り高く
　③　子ども用便座もいいかも

●「一定時間に座る」「出ました！」ができた時だけ「○」をつけてください。
　できなくても×は付けないでください。
●トレーニング時間は10分程度で切り上げ、急かしたり怒ったりは絶対に避けましょう。
●保護者の方も一緒にトイレに入って、がんばっている姿を見てあげましょう。出たウンチを見てコメントを！
　少しずつ、ゆっくりマイペースで！

トレーニング成功回数
目標＿＿＿回／2 週間→実際＿＿＿回／2 週間

目標

便秘外来で用いているトレーニング日誌　次回受診までの目標を決め、保護者にはシールを貼っていただき、診察時に○をつけます。

第1章 排便の生理と発達

A 腸と脳の発生

▶ぶっちゃけて言えばこう！

外科的疾患理解のための直腸肛門部の発生

●鎖肛

在胎4～6週ころに排泄腔に尿直腸中隔が入り込んできて，9週ころ肛門膜が穿破されます（図表2）．これがうまくいかないと鎖肛や肛門狭窄になります．鎖肛は恥骨直腸筋と盲端部の位置関係で分類されますが，盲端が恥骨直腸筋の上の方で終わってしまう高位型では，排便機能に重要な恥骨直腸筋が直腸に関わらなくなってしまうために，将来の排便機能の獲得に苦労することになります（図表3）．

●ヒルシュスプルング (Hirschsprung) 病

腸管神経システム（Enteric nervous system: ENS）のもととなる迷走神経堤細胞は，発生初期に上部消化管に侵入し，在胎6～10週にかけて腸管壁内を肛門側に遊走していきます．これが途中で止まってしまうと，その先は腸管神経システムが形成されず，腸運動がコントロールできなくなります．これがヒルシュスプルング病です（図表5）．

子どもの便秘のうち，見逃してはいけない「基礎疾患を持つ便秘」の理解には解剖と発生の理解が欠かせません．ごく簡単にお話しします．

まず，在胎3週ころに受精卵から内胚葉，中胚葉，外胚葉が分化します．外胚葉からは脳や表皮が，中胚葉からは心筋や赤血球，骨格筋が，内胚葉から腸管，膵臓などが形成されてきます（図表1）．

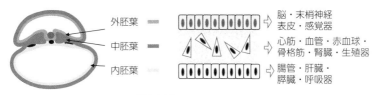

外胚葉　→ 脳・末梢神経・表皮・感覚器
中胚葉　→ 心筋・血管・赤血球・骨格筋・腎臓・生殖器
内胚葉　→ 腸管・肝臓・膵臓・呼吸器

図表1　腸と脳の発生

　直腸肛門部の発生は，在胎 4 〜 6 週ころに排泄腔に尿直腸中隔が入り込んできて，7 週ころに尿生殖洞と直腸肛門管に分離します．このころはまだこの部分に肛門膜が残っていますが，9 週ころにかけて肛門膜が穿破され，外界と通じるようになります（図表 2）．

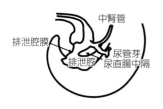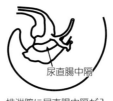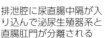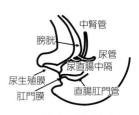

排泄腔に尿直腸中隔が入り込んで泌尿生殖器系と直腸肛門が分離される

9 週で肛門膜が穿破され，外界と交通する

図表 2 ● 尿生殖膜と肛門直腸の分離

　これがうまくいかないと鎖肛や肛門狭窄をきたします．鎖肛は図表 3 のように恥骨直腸筋との位置関係から「低位」，「中間位」，「高位」に分けられますが，**この分類のメルクマールとなっている恥骨直腸筋は，将来の排便機能に大きく関係します**．直腸盲端の位置が高い「高位型」であるほど，恥骨直腸筋が排便に関与できなくなり，この近辺の肛門括約筋や直腸壁の便意のセンサーの形成も悪くなりますので，術後も排便機能の獲得に苦労することになります．

　腸管神経システム（Enteric nervous system：ENS）は，神経固有筋層の輪走筋と縦走筋の間に存在するアウエルバッハ神経叢（Auerbach's plexus：筋層間神経叢）と，粘膜下層に存在するマイスナー神経叢（Meissner's plexus：粘膜下神経叢）から成り立っています．アウエルバッハ神経叢は腸管の運動を制御し，マイスナー神

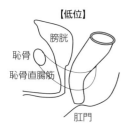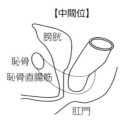

高位型では恥骨直腸筋の上方に盲端があり，排便機能に恥骨直腸筋が関わらなくなる

図表 3 ● 鎖肛の分類

JCOPY 498-14584

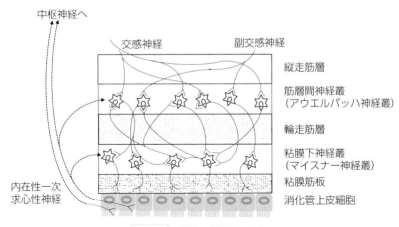

図表 4 腸管の神経システム

経叢は腸管の分泌や吸収にかかわっています（図表 4）.

　この腸管神経システムは，ともに迷走神経堤細胞に由来します．迷走神経堤細胞は発生初期に咽頭や食道の壁に侵入し，在胎 6 〜 10 週にかけて腸管壁内を肛門側に遊走していきます．10 〜 12 週でアウエルバッハ神経叢とマイスナー神経叢も出現しますが，**この遊走が途中で止まってしまうと，肛門側の腸管には神経節細胞の存在しない部位（無神経節腸管）が作られてしまうわけで，**これがヒルシュスプルング（Hirschsprung）病です（図表 5）．また，ヒルシュスプルング病の一部には，大腸末端と，ずっと口側の腸管にだけ神経叢が存在し，その中間の神経叢が抜けている skip area のあるものもあり，迷走神経堤細胞の遊走ルートは腸管壁内に沿ったものばかりでなく，腹腔内を遊走するものもあると考えられています.

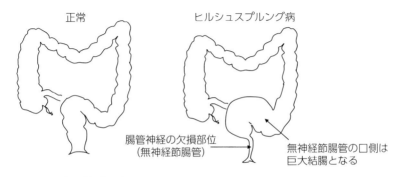

図表 5 ヒルシュスプルング（Hirschsprung）病の発生

Ⓑ 腸脳相関の成立

▶ぶっちゃけて言えばこう！

腸脳相関—腸内細菌叢

　腸管神経システムはそれだけで独立して腸運動を制御できますが，自律神経系とも相互に交信するネットワークを持っており，これを腸脳相関といいます．精神的に緊張すると下痢をする，あるいは便秘になるというように，心理的ストレスは腸運動に影響します．また，逆に便秘で気分が落ち込んだり，眠りが浅くなったりもします．ここには腸内細菌叢が密接にかかわっていて，腸内細菌叢—腸脳相関といわれることもあります．

　在胎 24 週までには腸管神経システムが完成し，交感，副交感神経の自律神経系の調節を受けるようになります．腸管神経システムは，消化管の機械的・化学的刺激を感知する内在性一次求心性神経と，その刺激を介在する介在神経，腸運動や分泌・血管拡張にかかわる運動神経に分けられます．刺激を感知すると，それを自律神経を介して中枢神経に伝えるとともに，腸管神経システム内でも介在神経を介して運動神経に伝達します（図表 6）．腸管神経システムは自律神経の支配を受けますが，自律神経を切断しても消化管の基本的な運動は失われないことから，完全な支配ではなく，腸管神経システム内で独立して消化管を支配する反射回路をもっていると考えられています．このため，**腸管神経システムは「第 2 の脳」とも称され**ます．つまり，**脳は自律神経系を介して腸管神経システムと相互に交信して腸脳相関（gut-brain axis）を形成し，それぞれに影響しあっています**．このことは，心理的ストレスで下痢をする，便秘になるといった人がいる一方で，便秘で頭痛や落ち着かない，眠れないといった訴えをきたす人がいることでもわかります．また，生活習慣の乱れから自律神経の不調をきたし便秘につながるケースはありますが，逆に，便秘の児の生活習慣を改善して自律神経をコントロールしても便秘はよくなりません．腸脳相関は複雑なシステムのため，一部だけをコントロールしてもそれほど有効ではありません．

　腸管神経システムは腸内細菌叢とも密接につながっています．**腸内細菌叢はセロトニンを介して腸管神経システムに影響を及ぼし，逆に腸管神経システムは腸内細菌叢の構成に影響する**ことも知られています．これら三者を併せて**腸内細菌叢—腸**

JCOPY 498-14584

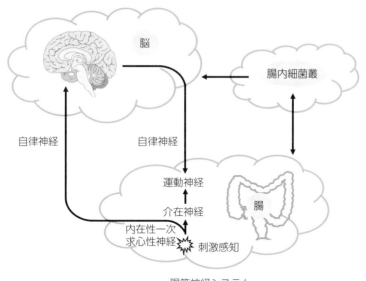

脳

腸内細菌叢

自律神経

自律神経

運動神経

介在神経

腸

内在性一次
求心性神経

刺激感知

腸管神経システム

図表6 ■ 腸脳相関—腸内細菌叢の形成

脳相関（**microbiota-gut-brain axis**）と称していますが，最近のトピックスです．

ⓒ 正常の排便メカニズム

▶ぶっちゃけて言えばこう！

○新生児・乳児期の排便は，脊髄の直腸肛門反射によるもので，意識的なコントロールができません．これができるようになるのが生後12〜15か月ごろ．つまり，このころからトイレトレーニングができるようになることを意味しますが，同時に排便がまんも可能になります．しかし，この時期にはまだ排便の協調運動がうまくいっていません．出すのが下手な上に，がまんもできるようになることで，この時期には便秘が多発します．

○静止期と排便期に分けて，排便メカニズムを解説します（図表10）.

　静止期には，結腸運動で移送された便が直腸で溜められます．直腸周囲には恥骨直腸筋が取り巻いており，直腸を締め上げて，便を出さないようにし

ています．同時に内肛門括約筋も緊張して，便を漏らさないように最後の関門を守ります．

　排便時には，直腸肛門反射で直腸の収縮に合わせるように内肛門括約筋が緩んで出口を拡げますが，このタイミングに合わせて，恥骨直腸筋も緩んで直腸の締め上げを解除し，直腸をストレートにします．また，意識的に腹圧をかけて直腸内圧を高め，同時に外肛門括約筋を弛緩させて肛門を拡げ，排便します．これらの一連の動きを排便協調運動といいますが，不随意運動が起きるタイミングに合わせて意識的に助ける運動です．慣れないとこのタイミングをとるのはなかなか難しそうです．

　便の移送には，大蠕動といわれる High Amplitude Propagating Contractions: HAPCs が重要ですが，これは覚醒時と食物摂取後に誘発されます．健康な成人で朝食後に排便したくなるのはこの 2 つの誘発因子が重なるためです．この腸運動には腸内細菌叢が大きく関わっています．

○和式便器に座った姿勢では，恥骨直腸筋が緩みやすく，排便に都合のいい状態が作られます．洋式便器の場合にはこの姿勢をイメージします．つまり，足台を用いて膝を高く挙げるようにして，前傾姿勢をとります（図表 11）．

1）排便機能の発達

　排便に重要な反射に，**直腸肛門反射（Recto-anal inhibitory reflex: RAIR）**というのがあります．直腸内に便が流入し，直腸壁が引き伸ばされると反射的に排便に至るというものですが，在胎 27 週以降にこの直腸肛門反射が成熟し始めます．胎便吸引症候群は，胎児仮死にともなって直腸肛門反射で胎便が排泄され，これを気道に吸引することによって起こりますが，この反射は満期近くにならないと完成しないので，早産児では胎便吸引症候群は起こりにくいといわれます．

　出生後，この反射によって正常では 24 時間以内に 87％，48 時間以内では 99％の新生児が胎便を排泄します．低出生体重児や早産児では胎便排泄が遅れ，24 時間以降に胎便が排泄されるものも 20％程度あります．

　新生児・乳児期の排便はこの直腸肛門反射が主になります（図表 7）．この反射は脊髄反射（実線部分）で，中枢神経のコントロールは受けません．直腸内に便が流入し，直腸壁の伸展を感知（①）すると，その刺激は腸管神経システムから仙髄 S3-S4 を介して直腸の収縮を誘発（②）します．また，同時に内肛門括約筋を弛緩

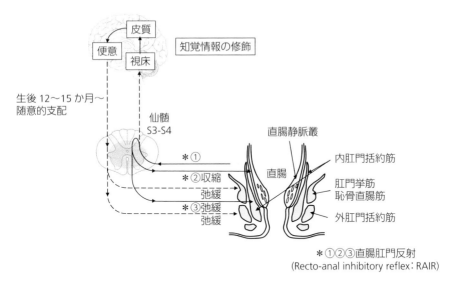

図表 7　排便機構と神経支配

（③）させて排便に至ります.

　排便メカニズムは生後 12 ～ 15 か月ごろになると高次神経の支配を受けるように
なり，肛門挙筋・恥骨直腸筋をはじめとする骨盤底筋群・外肛門括約筋などの随意
筋によって意識的な排便が可能になります. つまりこのころからトイレトレーニン
グができるようになりますが，一方で排便がまんも可能になることを意味していま
す. 一方，この時期には，まだ排便協調運動が成熟していませんので，便秘が多発
することになります.

2) 排便の大蠕動と胃結腸反射

　成熟した排便メカニズムでは，図表 7 のように腸管神経システムが直腸内の便を
感知して直腸肛門反射を起こす一方で，その信号は脊髄を介して高次神経に到達し
ます. ここで直腸肛門反射に合わせて意識的に排便を補助するわけですが，この複
雑な機構は脳によって統合調節されています. このため排便には精神的な影響が強
く関わってきます.

　直腸から圧を感知するセンサーを取り付けたカテーテルを盲腸まで挿入すると，
結腸の各部位の収縮波を記録することができます（結腸マノメトリー：図表 8）. こ
れで調べると腸管の蠕動運動には，大きく分けて 3 種類の波形があることがわかっ

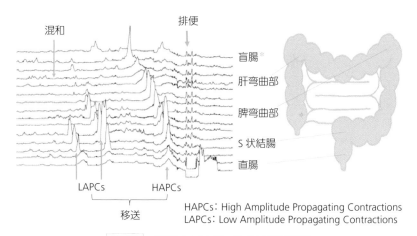

図表8 ■ 結腸マノメトリーによる収縮波記録
(Dinning PG. World J Gastroenterol 2010; 16: 5162-72 より改変)

てきました．結腸全体に伝播せずに基線の変動のように見える低圧の運動は，腸内容の混和に関わっていると考えられています．**結腸の一部から発して結腸全体へ伝播する収縮波は，移送にかかわっている**と考えられますが，100mmHg以上の比較的高圧で，1日5〜6回起こる **HAPCs（High amplitude propagating contractions）** と，それより低圧で1日40〜120回起こり，伝播距離の短い LAPCs（Low amplitude propagating contractions）があります．

　HAPCs は覚醒時と食事摂取後に誘発されます．多くの健康な大人では，朝食後にトイレに行くことが多いと思います．これは，HAPCs 誘発作用が覚醒することと朝ごはんで胃が膨らむ（胃結腸反射）ことで二重に刺激されるためです．HAPCs は，ビサコジル（テレミンソフト®）刺激によっても誘発されます．後述する腸運動が低下している大腸通過遅延型便秘では，ビサコジルを負荷しても HAPCs が誘発されません．

　この腸の運動には，腸内細菌叢が大きく関わっています（図表9）．ヒトの腸内細菌叢は約1000種類，100兆個以上あり，重量にして1.5〜2kgあります．難消化性の食物繊維を分解して，**酢酸，プロピオン酸，酪酸などの短鎖脂肪酸（Short-chain fatty acid：SCFA）** を産生しますが，**この SCFA は腸のクロム親和性細胞（Enterochromaffin cells：ECs）** を刺激して，セロトニンの放出を促します．

　また，腸肝循環で吸収されなかった一次胆汁酸は，結腸内に移行して腸内細菌の作用でデオキシコール酸やリトコール酸，ウルソデオキシコール酸といった**二次胆**

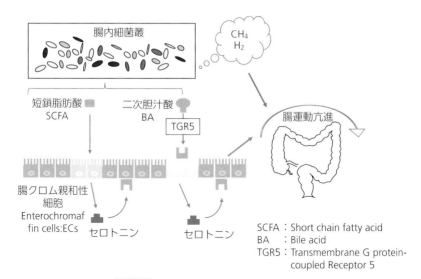

図表9　腸内細菌叢の腸運動へのかかわり

汁酸に変化しますが，これが TGR5（Transmembrane G protein-coupled Receptor 5）を活性化し，**腸クロム親和性細胞 ECs に作用してセロトニンを分泌**させます．セロトニンには腸運動を亢進させる作用があり，さらに腸内細菌叢の発生する水素ガス（H_2），メタンガス（CH_4）も，腸管を膨張させることで腸運動を活発にします．
　動物実験では，無菌マウスに別の便秘のマウスの腸内細菌叢を移植すると，腸管通過が遅くなったことが観察されます．この時，腸管通過時間は腸管内のセロトニン量と相関しており，セロトニンの減少に伴って通過が遅くなっていました．
　一般に腸内細菌叢のうち乳酸菌などが所属するフィルミクテス門の減少や，慢性便秘の人では多いといわれるバクテロイデス門の増加があると，また，短鎖脂肪酸や胆汁酸が減少すると，腸管通過が遅くなります．

3) 実際の排便メカニズム

　正常排便のメカニズムを静止期，排便前期，排便期，排便終了期の各時相に分けて解説します．

① 静止期

　ふだんの静止期には，特に夜間に副交感神経優位となっています．静止期の結腸では HAPCs や LAPCs といった腸の収縮波が活発にあらわれています．

　直腸の出口側では，骨盤底筋群が無意識に緊張状態を保っています．**直腸周囲には恥骨直腸筋が取り巻いていますが，これが静止期には直腸を締め上げるような形で約 100°の直腸肛門角を作っています**．さらに，肛門部においても，不随意筋の内肛門括約筋（Internal anal sphincter：IAS）が収縮状態を保ち，便が漏れないようにしています（図表 10）．

　内肛門括約筋は，1 日数回（成人では 1 日 7 回程度）一時的に緩み，直腸内容を下降させて，それが固形物（便）なのかガスなのかを瞬時に判断しています（sampling reflex）．しかし，この際でも外肛門括約筋は収縮を保ち肛門管は閉じたままなので，通常ではそのまま排便に至ることはありません．

② 排便前期

　直腸内に便が下りてきて直腸壁が伸ばされると，メカノレセプターが刺激され，求心性インパルスが発生します．**その刺激情報は仙髄 S3-S4 から視床を通り，高次の大脳皮質に伝達され，ここで情報の修飾を受けます**（図表 7）．つまり，脳によって知覚情報が書き変えられ，過去の経験に応じて強くも弱くも修飾されます．例えば，小児ではゲームに夢中になると，便意があってもそれを無視することができるようになります．

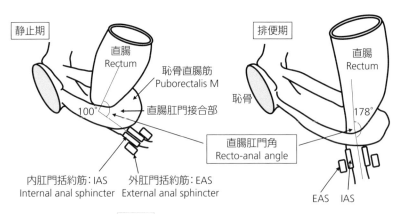

図表 10 ■ 排便時と静止期の直腸形態
左：恥骨直腸筋は直腸肛門接合部で直腸を取り巻き，緊張を保って牽引することで 100°の直腸肛門角を形成している．
右：排便期には恥骨直腸筋が緩み直腸肛門角を平坦化する．内外の肛門括約筋も弛緩して便を通過させる．

③ 排便期―排便協調運動―

Sampling reflex で便であることがわかり，便意の情報が脳に到達すると，排便が始まります．直腸が収縮し，内肛門括約筋が緩み，便は直腸から肛門管の方へ押しだされます．これらは不随意運動である直腸肛門反射によって起こります．

随意筋である恥骨直腸筋は緩んで，直腸の締め上げを解除し，直腸はストレートに近づきます．また，意識的に外肛門括約筋を弛緩させて，肛門が拡がるようにします．肛門縦走筋は収縮して肛門管は短くなり，直腸静脈叢の血流も減少して，通過抵抗の少なくなった部位を便がスルリと通っていきます．

重要なのは，**排便動作に意識的にできる部分がある**ということです．大きく息を吸って，口を閉じて息をこらえる，おなかに力を入れて腹筋や横隔膜を収縮して腹圧を上げていきむ，外肛門括約筋を弛緩させて，便を通過しやすくする．これらは後述する排便トレーニングやバイオフィードバック訓練で意識されるポイントです．

④ 排便の終了

排便中は，直腸肛門〜直腸内に便が残っている感覚が続きますが，直腸が空虚になったことがわかると，肛門を挙上して外肛門括約筋を収縮させる閉鎖反射が起こります．便を切り離す動きです．骨盤底筋群も緊張状態に戻り，排便が終了します．

Column 本当は理にかなっている和式便器

　日本の家庭にある便器はほとんどが洋式便器になりました．メーカーの出荷台数ベースで見ても，和式便器は1％以下になっています．今や和式便器を見るのは学校や公共機関のトイレくらい．一方，小学生の45％は学校のトイレで排便しにくいと答えており，その理由として「友達に知られたくない」に続いて，「和式便器だから」が第2位に！

　家庭のトイレがほとんど洋式便器になっていることを考えると，慣れない和式便器を嫌うのも当然でしょう．便秘の発症も，小学生では「学校のトイレが嫌だから」排便をがまんしたことがきっかけになった子が多くいます．諸悪の根源のようにいわれる和式便器ですが，排便時の姿勢としては実は理にかなっています．

　この和式便器の排便姿勢（蹲踞の姿勢）というのは，恥骨直腸筋などの骨盤底筋群が弛緩しやすい姿勢なのです．つまり，直腸を締めあげていた筋肉が緩み，直腸がストレートに近づきます．

　一方，家庭で子どもが洋式便器に座っている姿を想像してみてください．足は床に届かず，宙ぶらりんのまま．子どもによっては便器の背にもたれかかったままの子もいます．これでは「いきんでー！　がんばって！」という方がムリというものでしょう．

　家庭では和式便器の姿勢をとるようにしましょう（図表11）．つまり，足台を用いて膝を胸の近くまで挙上し，45°の前傾姿勢をとらせます．足台は100均やホームセンターなどで折りたたみ椅子として売っていますし，発泡スチロール製のレンガブロックなどで子どもの体格に合わせて作ることもできます．

JCOPY 498-14584

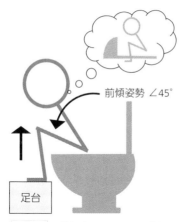

前傾姿勢 ∠45°

足台

図表 11 排便時のトレーニング姿勢

膝を高くして臀部を伸展し，前傾姿勢をとることで恥骨直腸筋が弛緩しやすくなる．
和式便器の姿勢をイメージするとよい．

参考文献

1) Somnath P, Lunniss PJ, Scott SM. The physiology of human defecation. Dig Dis Sci 2012; 57: 1445-64.

2) Dumont RC, Rudolph CD. Development of gastrointestinal motility in the infant and child. Gastroenterol Clin North Am 1994; 23: 655-71.

3) Dinning PG, Benninga MA, Southwell BR, et al. Paediatric and adult colonic manometry: a tool to help unravel the pathophysiology of constipation. World J Gastroenterol 2010; 16: 5162-72.

4) Dimidi E, Christodoulides S, Scott SM, et al. Mechanisms of action of probiotics and the gastrointestinal microbiota on gut motility and constipation. Adv Nutr 2017; 8: 484-94.

5) Palit S, Lunniss PJ, Scott SM. The physiology of human defecation. Dig Dis Sci 2012; 57: 1445-64.

6) Brazelton TB. A child-oriented approach to toilet training. Pediatrics 1962; 29: 121-8.

▶ぶっちゃけて言えばこう！

○便秘の始まりは排便がまんです．直腸に便がたまってしまうと，そこから水分が吸収され，硬い便になります．直腸には次から次へと便が送り込まれてきますから，徐々に巨大化します．この便の排出時には，痛みや出血を伴いますので，子どもは排便に対する恐怖心から排便をがまんするようになり，便秘の悪循環が完成します（図表 12）．しかし，多くの子どもでは結腸運動には問題がありません．

○慢性便秘の児の直腸壁は引き伸ばされてゆるゆるの状態となり，便を貯留しやすくなり，排出力も低下します．つまり，コンプライアンスが高くなります．この状態は，治癒しづらく再発しやすくなるように思われがちですが，実際にはコンプライアンスの増大は治癒には関係しません．意識的に腹圧を上昇させて間接的に直腸内圧を高め，便の排出を補助できるからです（図表 13）．

○便秘が治療されずに放置された場合，便塞栓によって行く手を阻まれた便が直腸壁の隙間を通って，便意を感じることなく漏れ出る「遺糞」をきたすこともあります（図表 14）．これが下痢と誤解されることがあり，注意が必要です．奇異性下痢症と称されます．

Ⓐ 子どもの便秘メカニズム

　乳幼児期には，便意を感じた際に直腸肛門反射と連動して起こる排便協調運動がそれほど完成されていません．つまり排便の仕方が下手なのですが，この時期には便秘が起こりやすくなります．プライマリケアを受診する便秘の児の多くは，この時期に発症します．

　特に何らかのきっかけ，幼児期では不適切なトイレトレーニング，遊びに夢中になる，年長児では学校での排便を嫌がったりして排便をがまんすると，直腸内で水

分が吸収され，硬い便が作られます．直腸には次々と便が移送されてきますので，直腸内に巨大な硬い便が作られることになります．**この硬い便の排出時には痛みや出血を伴いますので，排便に対して強い恐怖心を持つようになります**．この経験と恐怖心から再び排便をがまんするようになり，さらに便が貯留することになります．この悪循環から慢性便秘が完成していきます．

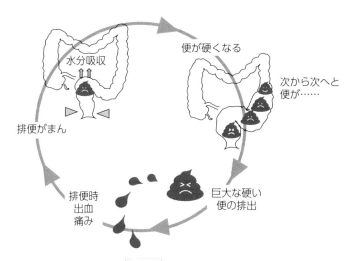

水分吸収

便が硬くなる

次から次へと便が……

排便がまん

排便時出血痛み

巨大な硬い便の排出

図表12　便秘の悪循環

　直腸に常に便が貯留していると，直腸壁はいつも引き延ばされていることになって弾性が失われ，固有壁の変化も起こってきます．つまり**コンプライアンスが増大するため直腸は便を貯留しやすくなり，収縮力も低下します**．

　一方，このように増大した直腸コンプライアンスが，臨床的にどのような意味があるのかが問題です．直腸のことだけみれば，より便を貯めやすく排出する力も弱くなるので，便秘が治りにくくなるような気がします．

　事実，慢性便秘の児では正常排便児よりコンプライアンスが増大していることが示されています．van den Berg らは 11 〜 18 歳児の直腸コンプライアンスをバロスタット法で測定し，正常排便児（n=22）で 16 mL/mmHg（95％信頼区間: 12-20 mL/mmHg）であったのに対し，慢性便秘の児（n=47）では 25 mL/mmHg（95％信頼区間: 13-47 mL/mmHg）と高かったことを報告しています．興味深いのは，**慢性便秘が治癒して 4 年以上無症状となっている児でも，直腸コンプライアンスは 20 mL/mmHg（95％信頼区間: 12-35 mL/mmHg）と，比較的高いまま**

だったことです．また，2 年以上続いた便秘では，確かに直腸コンプライアンスは増大するものの，これは排便頻度や遺糞といった便秘の重症度とは一切関係なかったことも報告されています．さらに，もし直腸コンプライアンスを増大させないことが治癒に重要な役割があるのなら，浣腸によって常に直腸を空にしておけばよいことになります．しかし，緩下剤に加えて浣腸を繰り返して直腸に便を貯留させないようにした群と緩下剤のみで治療した群との比較で，両群の治癒率は変わらなかったことが報告されています．これらのことは，**慢性便秘の治癒に直腸コンプライアンスが関係していない**ことを示しています．

　著者の便秘外来では，慢性便秘の児は 2 週間に一度受診していただき，その都度直腸径を測定しています．直腸径というのは腸内容，排便からの経過時間によって大きく変わりますから，**頻繁に測らないと本当の姿が見えてきません**．町医者ではもちろん直腸コンプライアンスは測定できませんが，直腸径の変化はわかります．緩下剤でやや軟らかめの維持コントロールをしていますと，**大半の例では直腸径が徐々に拡大し，2 年以上経った群では 99.0％の児で直腸の拡大が認められるようになります**．この直腸拡大に関連した因子は，それまでの治療期間と便性，排便日数が多いことでした．つまり，維持療法中には，緩下剤で軟らかくなった便を頻繁に排泄しますが，排泄直後には新たな便が直腸にすぐに流入してきます．こういったことで**いつも軟らかい便が直腸に貯留していると，徐々に直腸が拡大してくるので**しょう．この状態ではコンプライアンスも高くなっているはずです．しかし，この最大直腸径は便秘の「治癒」には関係していませんでした．

　直腸から便が排出されるのは，直腸の収縮力によるものだけではありません．排便にかかわる力学には，意識的なコントロールが可能な骨盤底筋群，外肛門括約筋，腹筋もかかわっています．つまり，**直腸の収縮力の足りない部分は腹圧で補うことができます**．意識的に大きく息を吸って腹筋を緊張させ，いきんで腹圧を上昇させる排便トレーニングで，排便は可能になります（図表 13）．直腸拡大にかかわりなく便秘は治癒できるということです．

　一方，便秘が放置されると遺糞をきたすこともあります．精神的に発達途上にある小児では，これが影を落とします．直腸内に大量の便が常に貯留していると，直腸の刺激閾値が高くなり，便意を感じにくくなります．直腸に新たに移送されてきた便は，大量の便塊のために行き場をなくし，直腸壁と便塊の間をすり抜けていくことになります．便意を感じることなく，です（図表 14）．

　ある小学生は「体育すわりをするとちょっと漏れる」と訴えていました．「体育

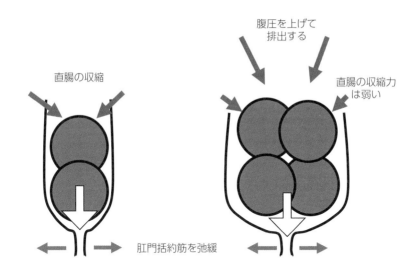

腹圧を上げて
排出する

直腸の収縮

直腸の収縮力
は弱い

肛門括約筋を弛緩

正常
直腸のコンプライアンスは低く,
直腸の収縮力も保たれている.
直腸の収縮によって直腸内圧が
上昇する

直腸拡大時
直腸拡大によりコンプライアンス
は高くなり, 直腸の収縮力も落ち
ているが, 腹圧を上昇させて直腸
内圧を上昇させる.

図表 13　慢性便秘の直腸拡大時の排便メカニズム

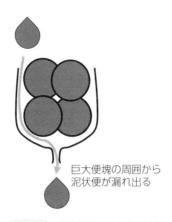

巨大便塊の周囲から
泥状便が漏れ出る

図表 14　慢性便秘にみられる遺糞

すわり」は和式便器の形になりますから，恥骨直腸筋が緩み，泥状便が漏れやすくなったのでしょう．しかも気づきませんから，漏れてから「しまった！」ということになります．からかいやいじめの対象にもなりかねず，自尊心を失い精神的な問題を抱えることになります．

　ひどい遺糞では，常に軟らかい便がパンツについており，これが下痢と誤解されることがあります．ケースによっては，止痢剤が処方されている場合もあり注意が必要です．これを奇異性下痢症といいます．

症例

　8歳の男児です．下痢が続くということで，近くのお医者さんへ．そこで止痢剤を処方されましたが，なかなか治らないということで総合病院に紹介されました．検査の結果，「これは下痢ではなく便秘！」として，便秘ならここのクリニックでやっているからと紹介されて来ました．「奇異性下痢症に伴う遺糞ですねー」と軽く考えて，浣腸後にトイレで排便させたのが間違いでした．【はじめに】で述べた「トイレが詰まるほどの大きな便」で本当に詰まりました．今ではこの子も維持療法から排便トレーニングを終えて治癒しています．

参考文献
1）日本小児栄養消化器肝臓学会，日本小児消化管機能研究会編．小児慢性機能性便秘症診療ガイドライン．東京：診断と治療社．2013.
2）van den Berg MM, Voskuijl WP, Boeckxstaens GE, et al. Rectal compliance and rectal sensation in constipated adolescents, recovered adolescents and healthy volunteers. Gut 2008; 57: 599-603.
3）van den Berg MM, Bongers MEJ, Voskuijl WP, et al. No role for increased rectal compliance in pediatric functional constipation. Gastroenterology 2009; 137: 1963-9.

Ⓑ 成人の便秘メカニズム

▶ぶっちゃけて言えばこう！

　成人の慢性便秘病態は，直腸肛門機能と結腸運動から，大腸通過正常型便秘（Normal transit constipation：NTC）と便排出障害型便秘（Defecation disorder: DD), 大腸通過遅延型便秘 (Slow transit constipation: STC) の 3 つのサブタイプがあります (図表 16). 成人便秘に占めるこれらの頻度は, NTC が 65％を占め, DD は 30％, STC が 5％とされています.

NTC は, 子どもの慢性便秘とほぼ同じものです.

便排出障害型便秘 DD はより複雑な病態をきたしており, ①排便協調運動不全と②便意の低下がみられるようになります. つまり, 便意を感じること自体が少なくなっているのですが, たまに便意を感じると, 正常とは逆に反射的に肛門が締まってしまいます. これでは排便できません. さらに直腸内に便が大量に貯留していると, 二次的に結腸運動も低下し, 約半数には大腸通過遅延を合併してきます.

① 排便協調運動不全

子どもの時期にみられる「排便がまん」は, 排便への恐怖から恥骨直腸筋や外肛門括約筋を緊張させて便を出すまいとがんばる動作です. これを繰り返し学習することによって, 排便の際に肛門が締まる反射が完成します (図表 17).

② 便意の低下

長期にわたって便が貯留して直腸が拡張していると, 直腸固有壁が変性して末梢組織の知覚センサーが鈍化します. また, 中枢側でも排便時痛が繰り返されると, 脳の疼痛防御システムによって便意が無視されるようになります (図表 18).

大腸通過遅延型便秘 STC では腸運動が低下しているために, 結腸の通過に時間がかかり, そこで水分が吸収され, 直腸に到達したころには硬く細い便となっています. 直腸内に貯留するわけではないので, 直腸は拡大しません. これには, 腸管神経システムや自律神経の障害による神経原性のものと, 腸内細菌叢のかかわりが示唆される筋原性のものがあります.

子どもの便秘の病態生理は, 便秘の悪循環に始まって, 直腸拡大をきたし, 直腸コンプライアンスが上昇するところまでです (図表 15). 子どもの場合は比較的単

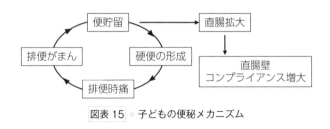

図表 15 ● 子どもの便秘メカニズム

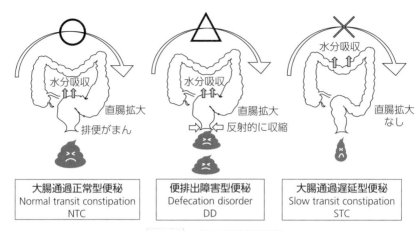

図表16 ● 成人の慢性便秘病態

純ですが，成人の便秘病態は複雑です．

　成人の便秘病態は，直腸肛門機能と結腸運動から①**大腸通過正常型便秘（Normal transit constipation：NTC），②便排出障害型便秘（Defecation disorder：DD），③大腸通過遅延型便秘（Slow transit constipation：STC）の3者に分けられます**（図表16）．

　大腸通過正常型便秘NTCは，子どもの慢性便秘の大半を占める機能的便貯留型便秘とほぼ同じものと考えられます．便を貯留させることによって，直腸内で水分吸収が進行し，硬便が形成されます．**結腸運動は正常ですので，結腸から次々と送り込まれる便によって直腸拡大をきたします．**

　便排出障害型便秘DDは，直腸の収縮力が弱くなっていることに加えて，**便意を感じると反射的に骨盤底筋群や外肛門括約筋を緊張させてしまって排便困難になる，「排便協調運動不全」ともいえるものです．**

　大腸通過遅延型便秘STCは，結腸運動がもともと低下しているために結腸の通過に時間がかかり，水分吸収が進行して，直腸に到達する時点ですでに硬便となっているものです．**直腸内の便は細く，直腸拡大をきたしません．**

　成人便秘に占めるこれらのサブタイプの頻度は，NTCが65％を占め，DDは30％，STCが5％とされています．

　以下，複雑な病態となるDDとSTCについて，子どもから大人への病態の変化を中心に説明します．

1) DD の病態

DD の病態上の特徴は，**運動機能における排便協調運動不全と二次的な STC の合併，感覚機能における便意の低下**です．

① 排便協調運動不全

子どもの便秘症では，排便がまんをきっかけとした便秘の悪循環がよく知られています．排便がまんをしている児を想像してみてください．排便時に痛い経験をした児は，排便への恐怖心から便意を感じると，便を出すまいと恥骨直腸筋や骨盤底筋群を緊張させ，外肛門括約筋を収縮させます．

この動きは**排便協調運動不全の原型**ともなります．これを繰り返すことで一連の動作を学習・訓練し，固定化していきます（図表 17）．成人の DD では便意を感じると反射的にこの動作が起きてしまいます．成人の DD 病態の成立プロセスには脳の関わりが大きいのです．

また，直腸内に便が貯留していると，その反射で全結腸に抑制がかかります．**二次的な大腸通過遅延**ですが，DD では約半数に合併します．STC そのものは女性に圧倒的なのですが，DD による二次的な STC は，男性にも多くみられ，大腸通過遅延は比較的軽度です．

DD の診断は，主に直腸指診とバルーン排出試験で判定されます．直腸指診の際に，示指をいれたまま患者さんにいきんでもらい，肛門部の緊張をみます．通常，

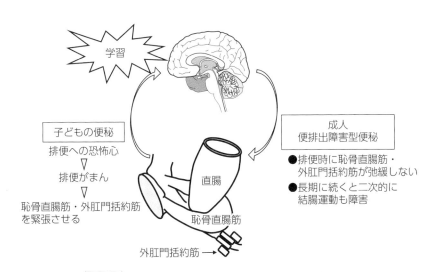

図表 17 ● 子どもの排便がまんから成人の便排出障害型便秘へ

いきんだ時には肛門部の緊張が低下しますが，DDでは逆に強くなります．バルーン排出試験は，直腸内に留置した25〜50mLのバルーンを1分以内に排出できるかをみるものですが，1分以上かかった場合にDDを疑います．直腸指診での診断率は，慣れた人が行えば，標準的な診断法であるバルーン排出試験と比較して80％といわれますので，直腸指診だけでもある程度DDを疑うことができます．これらの検査はいずれも成人では比較的容易なのですが，患者さんの協力が不可欠なので，小児でのDD診断は困難です．

② 便意の低下

　長期にわたって便が貯留して直腸が拡張していると，直腸固有壁が変性して末梢組織の知覚センサーが鈍化します．また，中枢側でも排便時痛が繰り返されると，脳の疼痛防御システムによって便意が無視されるようになります（図表18）．

　DDにおける便意の低下はバロスタット法で確認できます．直腸内に留置したバルーンを徐々に膨らませていくと，直腸壁はまずバルーンを知覚し，さらに膨らませていくと便意を感じます．さらに増大させれば痛く感じるようになります（図表19）．このそれぞれの閾値を測定して便意の低下を判断しますが，バルーンの膨張

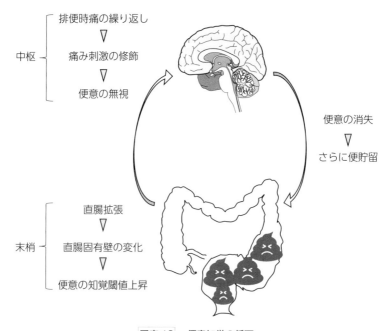

図表18 ■ 便意知覚の低下

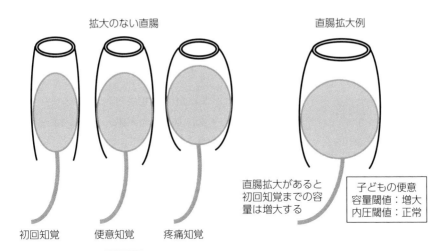

拡大のない直腸　　　　　　　　　　　　　直腸拡大例

直腸拡大があると
初回知覚までの容
量は増大する

子どもの便意
容量閾値：増大
内圧閾値：正常

初回知覚　　　　便意知覚　　　　疼痛知覚

図表 19 ● バロスタット法による便意知覚閾値の測定

子どもの慢性便秘では，容量閾値は増大するが，内圧閾値は増大していない．

に伴ってバルーンの容量が増大し，その後に内圧が上がってきますので，閾値には容量による閾値と内圧による閾値があります．

　この過程では，まず直腸壁にある知覚のセンサー（メカノレセプター）が感知し，知覚信号を発出します．この信号は脊髄を上行し，視床の内側背側核に到達し，そこから皮質に向かいます．この過程で脳による痛みの修飾が起こります．つまり，バロスタット法で便意の低下が示されたときは，

- **一次性の便意低下：知覚刺激の求心路〜中枢神経系の障害**です．信号を伝達・感知する側の障害を一次性としています．これには骨盤〜仙骨部の手術に伴う障害や，糖尿病などの神経変性に伴うものもありますが，繰り返す排便時痛によって，痛みの抑制システムが作動し便意を修飾したための便意低下も含まれます．成人では一次性のものが1/3を占めています．

- **二次性の便意低下：知覚センサーの障害**を二次性としています．メカノレセプター自体の刺激閾値の上昇が起きるために，圧を上げていっても便意を感知できなくなります．

　成人のDDでは長期にわたって直腸に便が貯留し続けるため，2/3くらいの患者さんで便意の低下が見られ，これがあると治癒しづらいことが示されています．

　子どもの便秘では便意の低下はそれほど重度ではありません．子どもの便秘では

直腸拡大が多いので，バロスタット法でバルーンを膨張させていっても直腸壁に到達せず，なかなか「便意」を感じません．つまり容量閾値は正常より高くなっています．その後，直腸壁に達すると徐々にバルーン内圧が上がり始めますが，**圧による便意の閾値は正常と変わりません**．つまり，本来の意味での「**便意の低下」は少ない**のです．van den Berg らは，慢性便秘の児 101 例で便意の低下があったのは 24 例に過ぎなかったとし，さらにそれらの児でも便意の低下の有無は治癒には関連しなかったと報告しています．つまり，小児期の便意の低下は，無意識に脳内で知覚刺激の修飾が行われているためのもので，**便意の低下があったとしても固定化したものではなく，治癒の妨げにはならない**ことを示しています．

　成人で便意の低下があると治癒しづらいのは，慢性の便貯留が長年にわたって続くために，便意の知覚情報の修飾や直腸固有壁の変化が固定化し，完成してしまったためなのかもしれません．

　成人の DD の治療では，食生活改善，生活指導，緩下剤といった慢性便秘症の一般的治療に加えて，**バイオフィードバック療法**が行われることがあります．これは，DD の排便協調運動不全に対して①肛門筋電計を装着し，いきんだ際の肛門括約筋の電気活動を視覚化して，意識的に肛門を緩めることを訓練する，②実際にバルーンを直腸内に入れて排出訓練を行う，の二つの方法から成り立っています．この治療効果に関しては，成人の DD を対象にした RTC で，バイオフィードバックを 1 年間施行した群では，排便回数は週 4.85 回となり，標準的治療群の週 1.43 回に比して有意に増加したことが示されています．また，他の検討（n=109）でもバイオフィードバック療法では 6～12 か月後の臨床的改善率が 80％と，標準的治療群の 22％より有効であったことが報告されています．いずれも研究の質は低く，エビデンスとしては不十分であるものの，一定の有効性が示唆されています．

　しかし，**小児ではバイオフィードバックの有効性は示されていません**．標準的治療に加えてバイオフィードバック療法を併用した成功率は，6 か月後でリスク比 1.13（95％信頼区間：0.67-1.65），1 年後でもリスク比 1.07（95％信頼区間：0.69-1.65）と，いずれも有意な効果はありませんでした．また，排便回数を指標にしても同様の結果でした．

　このことは，小児期の慢性便秘が排便がまんに端を発するとはいえ，**便意を感じて肛門を締める動作が，まだ習慣化・固定化されていない**ためと思われます．排便協調運動不全がまだそこまでひどくないので，バイオフィードバック療法に頼らなくても治るのでしょう．

JCOPY 498-14584

参考文献
1） Prichard DO, Bharucha AE. Recent advances in understanding and managing chronic constipation. F1000 Res 2018; 7: F1000 Faculty Rev-1640.
2） Sharma A, Rao S. Constipation: Pathophysiology and current therapeutic approaches. Handb Exp Pharmacol 2017; 239: 59-74.
3） van den Berg MM, Voskuijl WP, Boeckxstaens GE, et al. Rectal compliance and rectal sensation in constipated adolescents, recovered adolescents and healthy volunteers. Gut 2008; 57: 599-603.
4） Rao SSC, Valestin J, Brown CK, et al. Long-term efficacy of biofeedback therapy for dyssynergic defecation: randomized controlled trial. Am J Gastroenterol 2010; 105: 890-6.
5） Chiarioni G, Whitehead WE, Pezza V, Biofeedback is superior to laxatives for normal transit constipation due to pelvic floor dyssynergia. Gastroenterology 2006; 130: 657-64.
6） van Ginkel R, Büller HA, Boeckxstaens GE, et al. The effect of anorectal manometry on the outcome of treatment in severe childhood constipation: a randomized, controlled trial. Pediatrics 2001 108: E9.

2) STC の病態

STC では消化管の運動を制御するカハール介在細胞（Cajal interstitial cell）が減少し，結腸の運動が低下しています．結腸マノメトリー検査では，これを反映して静止期の大蠕動 HAPCs が減弱し，覚醒時～食事を摂取した時の HAPCs 増大も弱くなっていることが確認されます．ビサコジルを負荷しても HAPCs が誘発されません．

STC には神経原性の障害と筋原性の障害があります．1/3 は神経原性のもので，腸運動にかかわる腸管神経システムや自律神経系の障害が起きています．この場合は内科的治療への反応が悪く，成人では大腸切除が必要な場合もあります．

筋原性の障害の多くは，緩下剤を中心とした内科的治療で対症的なコントロールは可能です．しかし，障害の原因はまだ十分に解明されておらず，根本療法はありません．

一部に，この原因を腸内細菌叢に求めるものがあります．メタンガスは平滑筋収縮抑制作用をもち，腸管通過を抑制することが知られていますが，腸内細菌叢の一部にはこのメタンガスを産生するフローラがあります．成人の STC ではこのフローラを持つものが 75% と，コントロール群の 28% に比して有意に多かったことが示されています．STC に関連する腸内細菌叢の解明が進めば，根本療法の糸口になる

かもしれません.

　成人の STC では，女性が 9 割を占めており，性ホルモンの関与も大きいと考えられています. 女性ホルモンである**プロゲステロンには結腸平滑筋の収縮を抑制する作用があり，腸管通過が遅くなります**.

　子どもにも STC はあります. STC の診断は腸管通過の遅延を証明することによりますが，この証明には後述する X 線不透過マーカーを用いる方法と，RI シンチグラフィーを用いる方法，ワイヤレスカプセルを用いる方法の 3 者があります. X 線不透過マーカーは小さな子では内服困難ですし，RI シンチグラフィーも安静が必要で，小さな子では怖がって検査に協力してもらえません. ワイヤレスカプセル法は，まだ研究が端緒についたばかりです. いずれもスクリーニング検査には適していません. したがって臨床的には STC を強く疑った場合にだけ，専門的な精査を進めることになります.

　小児の大腸通過時間のデータは少なく，正常値も確立はしていませんが，**小児では一般に 62 時間以上かかるものを遅延と判定**しています. RI シンチグラフィー法では，RI がどこに滞留しているのかがわかりますから，通過遅延部位が判断できます. 直腸内で便貯留が起きているときにも当然，腸管通過時間は延長しますが，**一般に STC といった場合は，全結腸で通過遅延の起きているものを指します**. DD による二次的な STC については後述します.

　小児の STC の頻度についてはいくつかの報告がありますが，de Lorijn らは，7 歳から 10.5 歳の慢性便秘の児 165 例で腸管通過時間を測定し，通過に 100 時間以上かかったものが 22％あり，そのうち全結腸での通過遅延があったものは 39％だったと報告しています. 多くは直腸で通過遅延が起きているもの，つまり通常の機能的便貯留型便秘と考えられますが，全結腸で通過遅延が起きたものだけを STC として計算すると，小児の慢性便秘中 8.6％が STC であったことになります. また，他の報告では 13〜25％とするものもあります. しかし，これらは**難治性便秘症児の集中する三次施設からの報告である**ことに注意しましょう.

　プライマリの当院で観察中の便秘の児では，ほとんどのケースで通常 2 年以内には腹部超音波で直腸拡大が確認できます. 実際，ここ 4 年間で受診した便秘症患児は 229 例ありましたが，このうち 2 年以上直腸拡大がみられなかったものはわずか 9 例でした. この 9 例について近隣の病院で RI シンチグラフィー法で大腸通過時間を測定しました. それで全結腸型の STC が確認されたものはわずか 2 例（0.9％）に過ぎませんでした. **プライマリの現場では小児慢性便秘における STC**

JCOPY 498-14584

はまれなものと思われます.

　残念ながら**小児の STC は内科的対症療法では改善しない**ことが示されています. Clarke らは，RI シンチグラフィー法で STC と診断された 7 例の児（平均年齢 7.0 歳）に，平均 4.4 年間対症療法を行い，その前後で結腸通過時間を比較しました. 長期間治療した後でも上行・横行・下行・S 状結腸の各部位の腸管通過時間に全く変化はありませんでした.

　当院のケースは 2 例とも女児で，便秘の発症は 4 歳未満でしたので，腸管運動にかかわる，もともとの障害があるものと考えています. STC は一般の便秘とは管理・治療方針が異なるため，難治例では STC を除外する必要があります.

　残念ながら現時点で STC の治療はすべて対症療法です. 長期間の緩下剤によるコントロールが主になりますが，治療不応のものに対しては QOL を考慮した上で，外科的に虫垂瘻を造設して順行性浣腸を行う Malon 手術（Malon antegrade colonic enema：MACE）（図表 20）や，経皮的電気刺激，大腸部分切除などが行われることがあります.

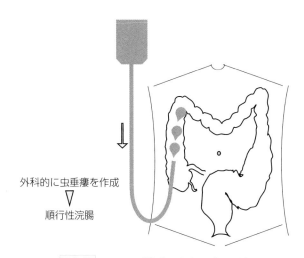

外科的に虫垂瘻を作成
▽
順行性浣腸

図表 20　Malon 手術（MACE）のイメージ

参考文献
1) Bharucha AE, Lacy BE. Mechanisms, evaluation, and management of chronic constipation. Gastroenterology 2020; 158: 1232-49.
2) Vriesman MH, Koppen IJN, Camilleri M, et al. Management of functional constipation in children and adults . Nat Rev Gastroenterol Hepatol 2020; 17: 21-39.
3) Park SY, Duane Burton D, Busciglio I, et al. Regional colonic transit pattern does not conclusively identify evacuation disorders in constipated patients with delayed colonic transit. J Neurogastroenterol Motil 2017; 23: 92-100.
4) de Lorijn F, van Wijk MP, Reitsma JB, et al. Prognosis of constipation: clinical factors and colonic transit time. Arch Dis Child 2004; 89: 723-7.
5) Clarke MCC, Chase JW, Gibb S, et al. Standard medical therapies do not alter colonic transit time in children with treatment-resistant slow-transit constipation. Pediatr Surg Int 2009; 25: 473-8.
6) Sharma A, Rao S. Constipation: Pathophysiology and current therapeutic approaches. Handb Exp Pharmacol 2017; 239: 59-74.

Ⓒ 子どもの便秘から大人の便秘へ（図表21）

1) 子どもの便秘の発症

▶ぶっちゃけて言えばこう！

　子どもの便秘は，一般小児の9.5%程度にあり，発症は離乳食時期，トイレトレーニング時期，学童期にピークがあります．

　トイレトレーニング時期は便秘が最も発症しやすいのですが，排便機能が未熟なことと，食事内容の影響を受ける，排便がまんができるようになる，の3つの基礎的条件に，おむつを外してトイレで排便しなければならなくなるストレスがきっかけとなります．

　子どもの便秘は，一般小児人口の9.5%（95%信頼区間7.5-12.1%）にみられ，**その発症は乳児における食事の移行期（離乳食時期），幼児期のトイレトレーニング期，小学校入学後の学童期にピークがある**とされます．とりわけ，トイレトレーニング時期に多く発症します．

　排便メカニズムは，それ自体が複雑なのに加えて，年齢によって影響する要因が異なります（図表21）．

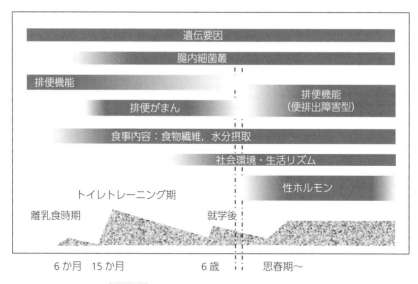

図表21 ■ 子どもの便秘の発症時期とその要因

1歳半ころまでは，食事内容，つまり母乳と人工乳の影響を受けます．母乳中には腸内細菌の栄養となるオリゴ糖が多く含まれ，脂肪酸組成が異なることもあって，形成される腸内細菌叢が異なります．また，排便回数も栄養方法によって大きく異なることから，排便機能に関しても母乳栄養児と人工栄養児には大きな違いがあることもわかると思います．この時期の排便メカニズムは主に直腸肛門反射によるもので，高次神経の支配は受けません．

離乳食の始まる前までは，まだ固形食を摂取していませんので，便秘が発症することは多くありません．**生後早期に硬い便が出たとしたら，基礎疾患の可能性があり要注意です．**この時期に排便回数が極めて少なくなるものがありますが，**軟便であれば通常は便秘ではありません．**

離乳食が始まって，便のもととなる固形食を摂取し始めると，便秘を発症するものが出てきます．しかし，**この時期にはまだ高次神経の影響はないため，それほど難治になることはありません．**残念ながら，この時期の便秘の重症度に関する報告は，ROME 基準の成立以前のものが多いため，基礎疾患のある重症なものや，逆に生理的な排便頻度の減少や乳児排便困難症といった自然軽快するものも「便秘」に含まれてしまい，その重症度については混沌としています．しかし，プライマリケアを訪れる乳児期の排便障害は概して軽症です．

　15か月を過ぎると，高次神経による排便コントロールが影響し始めます．排便がまんが可能になる一方で，排便メカニズムはまだそれほど成熟していません．トイレトレーニングが始まる時期でもありますが，おむつを外すストレスが排便がまんのきっかけになり，この時期には便秘が多発します．トイレトレーニングでは，これまでおむつの状態で臥位のまま，あるいは中腰だったり，立ったまま排便していたものを，強引にトイレでしゃがんで排便させるわけですから，排便のストレスは相当なものになります．逆の立場で考えてみて下さい．大人が入院して，ベッド上で寝たまま排泄しなければならなくなった時，多くの人は排便をがまんし，排便そのものができなくなるでしょう．**この時期の排便習慣の大きな変化に，排便機能が未熟であること，食事の影響があること，排便がまんができるようになることの3つの悪条件が重なって，この時期には便秘が多発することになります．**

　就学後は，学校で排便するシチュエーションも出てきます．2017年に日本トイレ研究所がインターネットで行ったアンケート調査（n=4,777）では，小学生の51.3％は学校でウンチをしないと回答し，診断基準上便秘と判定された子は16.6％にも上りました．ウンチをしない理由は，友達に知られたくない（57％），落ち着かない（49.2％），うんちをすると友達にからかわれる（34.9％）と，主に人目を気にして排便をがまんしていることがわかります．

　この時期の便秘には生活習慣や食事も大きく影響しますが，一時的な排便障害が便秘に進展していく過程で最も問題となるのは，子どもの排便の状態を把握している保護者がほとんどいないことです．

　子どもが3〜4歳を過ぎると，おむつも外れ，保育園・幼稚園に通い始めます．このころから保護者は子どもの排便状態がよくわからなくなってきます．保育園では，子どもが排便に苦しんでいれば連絡帳に書いて教えてくれますが，いったん小学校に入ってしまうと，保護者が気をつけていない限り，多くの便秘はわからないまま放置されることになります．便失禁（遺糞）やトイレが詰まるような大きな便でもあれば，病院に相談することもありますが，これは稀でしょう．**便秘が疑われるきっかけとして，急な腹痛で救急外来を受診したというパターンも多い**と思います．激痛でのたうち回り，急性腹症を思わせる状態のこともありますから，保護者は相当心配しますが，浣腸一発でケロっとよくなります．便秘のあるあるです．このような場合，保護者に尋ねてみると，多くの人は子どもの排便状態を把握していません．

　思春期以降は，女性ホルモン（プロゲステロン）が便秘の増悪因子となります．

また，子どもの時期の便秘がきちんと治療されずに放置されると，排便がまんの繰り返し学習から成人の難治性 DD が成立します．

参考文献

1) Koppen IJN, Vriesman MH, Saps M, et al. Prevalence of functional defecation disorders in children: a systematic review and meta-analysis. J Pediatr 2018; 198: 121-30. e6.
2) NPO 法人 日本トイレ研究所. 小学生の排便と生活習慣に関する調査. https://toilet.or.jp/wp/wp-content/uploads/2017/11/activities03.pdf （最終閲覧　2021-9-23）

2) 大人への便秘移行メカニズム

▶ぶっちゃけて言えばこう！

○大半の子どもの便秘は，排便がまんに端を発する NTC と考えられますが，これが放置されると，便意の低下と排便運動協調不全を特徴とする成人の難治の便排出障害型便秘に移行します．子どもの便秘は子どものうちに治しておかなければなりません．

○小児プライマリケアでの STC は稀です．

慢性便秘病態の子どもから大人への移行は図表 22 のようにまとめることができます．

子どもでは，排便がまんに端を発して便秘の悪循環が始まります．長期にわたる便の貯留はやがて直腸を拡大させ，コンプライアンスも増大しますから，便は直腸に貯留しやすくなり，直腸壁の収縮力も落ちます．しかし，**これは腹圧をかけて収縮力を補う排便トレーニングで克服することができます**．

DD の病態は子どもの排便がまんが複雑化したものと考えられます．排便がまんの繰り返しから，排便時に骨盤底筋群の協調運動不全をきたしますが，常に直腸に便が貯留していると，二次的に大腸通過遅延を合併するものも出てきます．直腸メカノレセプターの刺激閾値の上昇と，繰り返す排便時痛によって脳内で痛みの修飾が行われ，便意を感じにくくなり，成人の DD が完成します．

この成人の難治性便秘病態への移行のカギを握るのは小児期の「排便がまん」です．さらにはそのきっかけとなる「排便時痛」で，便秘治療にあたってはここが重

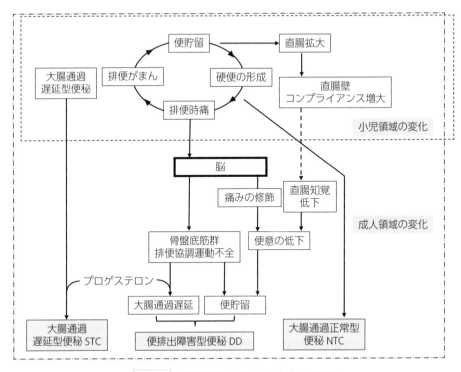

図表22 ■ 便秘病態の子どもから大人への移行

要なポイントになります．**維持治療中には排便時痛をきたさないような便性としておく必要があります．**

　子どもの便秘では性差がないのに対して，成人の便秘では女性が多くを占めるようになります（図表23）．これは，分娩に伴うものと女性ホルモンが関係しているのでしょう．子どもの STC の頻度は 13〜25％と報告されています．しかし，STCは自然治癒しにくい上に，思春期を過ぎて女性ホルモンの影響でさらにその頻度は増えるわけで，小児の STC の頻度は成人の頻度5％を下回る数値であるはずです．やはり当院の 0.9％程度が妥当な値のように感じます．正確な頻度は将来の報告を待つほかありませんが，現在報告されている頻度は，三次施設の患者さんという母集団の偏りがあることを考慮しておかなければなりません．

図表 23 ● 小児期の慢性便秘と成人との違い

	小児	成人
頻度	9.5%（7.5-12.1%）	14%
性差	男女差なし	女性に多い
予後	25% は成人に移行する	年齢とともに増加
基礎疾患	機能性が 95% 以上を占め，基礎疾患は稀	全身疾患，神経疾患，薬剤性の原因も多い
遺糞	過度の便貯留による	骨盤底筋機能不全〜分娩後遺症による
subtype	STC 13-25%（?） プライマリでは稀	STC：5% NTC：65% DD：30%
便意低下	1/4 程度 便意知覚刺激の修飾による	1/4 〜 2/3 程度 一次性：便意知覚刺激の求心路の障害，便意知覚の修飾 二次性：直腸の便意知覚の障害
治療	教育，Disimpaction，緩下剤による維持療法 ＋排便トレーニング	教育，Disimpaction，緩下剤による維持療法 ＋行動療法・理学療法＋バイオフィードバック

(Nat Rev Gastroenterol Hepatol 2020; 17: 21-39 より改変)

参考文献

1）Vriesman MH, Koppen IJN, Camilleri M, et al. Management of functional constipation in children and adults. Nat Rev Gastroenterol Hepatol 2020; 17: 21-39.
2）Park SY, Burton D, Busciglio I, et al. Regional colonic transit pattern does not conclusively identify evacuation disorders in constipated patients with delayed colonic transit. J Neurogastroenterol Motil 2017; 23: 92-100.

Ⓐ ROME IV 診断基準

▶ぶっちゃけて言えばこう！

　疾患の病態や治療を研究する際には，その疾患がきちんと定義される必要があります．便秘の定義に関して，現在は 2016 年の ROME IV 基準が用いられています．日本では ROME III 基準に準拠して 2013 年に出された「小児慢性機能性便秘症診療ガイドライン」が中心ですが，両者に基本的に大きな違いはありません．

　診断基準は 4 歳未満と，4 歳以上の児向けに分けられていますが，これは主にトイレトレーニングが完了しているかどうかの違いによります（図表24，図表25）．

　ROME IV 基準では，1 か月間にわたってこれらの項目のうち 2 つ以上を満たしたものを便秘とします．

　便秘の子どもでは，大半が 1～4 のうち 1 項目は満たしていますが，直腸内の大きな便塊を証明して，初めて 2 項目を満たすこともあります．直腸指診には，肛門の状態評価の目的と便塊の確認の意味があり，一度は行っておきます．

　4 歳以上の子どもの慢性便秘の基準にある「過敏性腸症候群の診断基準を満たさない」の項目を外してしまうと，便秘型過敏性腸症と慢性機能性便秘症では，かなりの部分がオーバーラップします．つまり，診断基準上は別のものとして扱われていますが，両者は腹痛から便秘に至る同じ疾患スペクトラムに属している可能性があり，腹痛が主なものが便秘型過敏性腸症，便秘が主なものが慢性機能性便秘症と考えられます．実際，子どもの便秘で硬い便が解除されても，排便時に腹痛を訴えるものが 2 割くらいあります．これらの多くは，「腹痛が月 4 日以上」の基準に満たないため，慢性機能性便秘症の診断になりますが，これらは腹痛のないものに比べれば，排便トレーニングがすんなりいかずに，なかなか治癒しづらいのです．緩下剤で良好なコントロールができて

いても腹痛が残るものは，過敏性腸症に近い便秘と考えられます.

1) ROME 基準による便秘の定義の変遷

「便秘」の訴えで外来を訪れる保護者は，便の回数が少ない，あるいは数日出ていないことを便秘と表現する方が多いように思います．その次に多いのは排便困難，痛みです．排便時の出血もありますが，この場合は「血便が出た」と訴えることが多く，便秘によるものと思っている人は意外に少ないのです．遺糞や，それに伴う奇異性下痢症も便秘の症状です．合併する腹痛も多い訴えです．また，小さな子では肛門の見張りいぼ（＝スキンタグ）を気にして受診する方もあります．便秘に関わる訴えは多いのですが，何をもって便秘と診断するのでしょうか？

過去には便秘の定義が研究者によってまちまちだったため，診断・治療に支障をきたしていました．1988 年にイタリアのローマで開催された国際消化器病学会を契機として，消化器疾患診断の国際統一基準を作ることが提唱され，1992 年に ROME I 基準として公表されました．当初は成人のものしかなかったのですが，1999 年の ROME II 基準への改訂に伴い，小児の便秘の国際統一基準も公表されました．しかし，この基準では慢性便秘児の精神的ストレスとなる遺糞について言及しておらず，また，定義が厳密に過ぎて，治療すべき便秘がすり抜けてしまうことが多かったので，2006 年に ROME III 基準に改訂されました．ここで，小児の慢性便秘が 4 歳未満と 4 歳以上の年齢層に分けられました．おむつの取れない乳幼児では，排便の全てが「遺糞」になってしまいますので，発達年齢 4 歳を境にして「遺糞」の扱いを変える必要がありました．この ROME III 基準では機能性便秘の定義を，6 項目の症状・症候基準のうち 2 項目以上を満たした場合に便秘と診断します．症状の持続期間については，慢性便秘が放置されると難治化することが報告されていたので，早期治療のために 4 歳未満では 1 か月以上，4 歳以上では 2 か月以上持続した場合とされました．

一方，遺糞があっても直腸内に便塊の貯留がないものもあります．これは精神的な原因によるもので，無貯留性遺糞（Non-retentive fecal soiling）とされ，便秘とは別に取り扱われることになりました．また，乳児排便困難症（後述）も便秘と異なるものとされました．

さらに 2016 年に ROME IV 基準が出されました．ROME III 基準の問題点は，4 歳未満の児では「トイレが詰まるほどの大きな便」や「遺糞」をきたすことはほとんどなく，「大きな便」があったとしてもトイレで排泄しない限り，診断基準を満

たさずに便秘と診断できないケースがあったことでした．実際には 2 歳半を境に
トイレで排便できるようになる子も出てきますが，4 歳近くであってもトイレで排
便していない子もたまにいます．ROME IV 基準の主な改訂ポイントは，4 歳未満の
診断基準を，トイレが詰まるかどうかに関係なく「大きな便」として，トイレで排
泄できない児もスルーされないようにしたこと，また，トイレトレーニングが完了
している児向けにトイレに関係する基準を別にしたことです．さらに，**慢性便秘で
は早期治療が重要なことから，4 歳以上の児でそれまで 2 か月としていた症状持続
期間を 1 か月に短縮しました**．

　このように便秘の定義は改訂を重ねて国際的に確立し，統一基準で便秘の診療，
研究，治療を行うことができるようになってきました．日本でも ROME III 基準を
受けて 2013 年に「小児慢性機能性便秘症診療ガイドライン」が刊行され，ようや
く日本の小児便秘症の診療もスタートラインに立つことができました．

2) ROME IV 基準による便秘の診断

　便秘では多彩な症状をきたしますが，診断基準は単一の症状にこだわらずにいろ
いろな角度から便秘像を投影し，便秘の子どもを残らずすくい上げて早期治療につ
なげる必要があります．また，子どもの慢性便秘のメカニズム・病態を反映したも
のでなければなりません．つまり，排便回数のみならず，排便時痛から排便がまん
をきたし，硬い便が直腸に貯留しており，場合によっては遺糞（便失禁）をきたす
といった病態です．この点から，図表 24，図表 25 のような診断基準項目が策定さ
れ，2 項目以上を満たしたものを便秘とする方針がとられました．

　4 歳未満の便秘の児の 86％には「排便が週 2 回以下」あるいは「痛みを伴う，
あるいは硬い便通の既往」のいずれかがあります．また，90％以上は硬い便になっ
ており，半数は排便時痛，排便がまん，直腸内の便塊を伴っていますが，基準のい
ずれかの 1 項目しかないことも多くあります．この場合は，直腸指診を行って「直
腸内の大きな便塊」を確認する必要があります．残念ながら，便塊の証明方法や
「大きな」の基準については示されていません．多分，むしろ少しあいまいにして
おくことで，便秘がありそうな子どもを広くすくい上げようという考えに基づくも
のと思います．便塊の証明は，腹部の触診でわかるものもありますが，腹部超音波
断層像で診断することもできます．**表面輝度の上昇と直腸拡大によりますが，初診
時から直腸拡大がみられることはあまり多くありません．便塊の水分が吸収されて
しまっているからです**．むしろ直腸指診が重要です．直腸指診は肛門処置を繰り返

図表 24 慢性便秘の定義（4 歳未満）ROME IV criteria（2016）

少なくとも最近 1 か月間にわたり以下の 2 項目以上があること
1．排便が週に 2 回以下
2．過度の便貯留
3．痛みを伴う，あるいは硬い便通の既往
4．大きな便の既往
5．直腸内に大きな便塊がある
　トイレトレーニングが終わっている児の場合には，以下の基準も用いる
6．トイレでの排便を習得後，少なくとも週に 1 回以上の便失禁
7．トイレがつまるくらいの大きな便の既往

(Gastroenterology 2016; 150: 1443-55)

図表 25 慢性便秘の定義（4 歳以上）ROME IV criteria（2016）

少なくとも最近 1 か月間にわたり以下の 2 項目以上があり，過敏性腸症候群の診断
基準を満たさないこと
1．発達年齢が少なくとも 4 歳以上の小児で，排便が週に 2 回以下
2．週に 1 回以上の便失禁
3．排便をがまんする姿勢をとる　～自発的な過度の便貯留
4．痛みを伴う，あるいは硬い便通の既往
5．直腸内の大きな便塊
6．トイレがつまるくらいの大きな便の既往
適切な評価を行っても，これらの症状が他の疾患で説明がつかないもの

(Gastroenterology 2016;150:1456-68)

されてきた便秘の児にとって恐怖でしかなく，ヨーロッパやアメリカの消化器病学
会のガイドラインでは否定的な意見が強いのですが，便秘の初診時には避けて通れ
ません．**直腸指診で初めてわかる外科的基礎疾患もある**からです．

　4 歳未満の児の便秘の診断基準は，この 7 項目のうちの 2 つ以上ということに
なりますが，6,7 は比較的高度な便秘でみられるものなので，実質的には 1 ～ 5 の
項目のうち 2 つ以上ということになるでしょう．

　4 歳以上の児の定義で重要なのは，「排便がまん」です．2 ～ 3 歳をすぎると排便
の意識的なコントロール，排便がまんができるようになります．**子どもの排便がま
ん姿勢は，** 図表 26 **のように足をクロスさせて，便を出すまいと肛門を締める姿勢**
になります．この姿勢を，便を出そうとがんばっている姿と勘違いされている保護
者もいますので，注意が必要です．

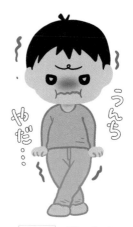

図表 26 ■ 排便がまん

3) 過敏性腸症とのかかわり

　また，4 歳以上の定義には，「過敏性腸症候群の診断基準を満たさないこと」というチェックが入っています．

　ROME IV の診断基準には入っていませんが，腹痛で便秘に気づかれることも多いと思います．この腹痛は，便秘が良好にコントロールされると，多くの場合は消失します．

　一方で，良好な排便コントロールとなっていても腹痛の訴えが残るケースがあります．当院の慢性便秘患児で，排便コントロール後も腹痛を時々訴えたものは229 例中 50 例あり，うち 19 例は月 4 日以上腹痛の訴えがありました．

　過敏性腸症（Irritable Bowel Syndrome：IBS）は，反復性の腹痛を主徴とする症候群で，腹痛が排便や便性の変化に伴って起こります．腸と脳はお互いに腸脳相関によって情報交換していますから，ストレスや不安になると腸の蠕動運動が刺激されます．過敏性腸症の患者さんは腸管の知覚が過敏になっているため，この蠕動を感じやすいのです．このような人では，腸を刺激しているものを出してしまえば腹痛はよくなります．ですから腹痛とともに排便頻度が変わったり，便性が変化する特徴があり，排便によって症状が和らぐことが特徴です．腹痛で急に便意を催すことも多く，通勤時にトイレのタイミングを失する快速列車に乗ることができませんので，「各駅停車症候群」といわれることもあります．IBS は排便の状態から，便秘型（IBS with Constipation：IBS-C），下痢型（IBS with Diarrhea：IBS-D），混合型（IBS with constipation and diarrhea, Mixed：IBS-M），分 類 不 能 型（Unspecified

IBS：IBS-U）に分けられますが，ROME IV の診断基準で，4 歳以上の便秘の診断には，この便秘型過敏性腸症を除外しなければなりません．便秘の治療で良好な便性状となっても腹痛の訴えが続く場合に，過敏性腸症を考えるわけですが，過敏性腸症の診断基準では，その腹痛は月に 4 日以上あることとされています（図表 27）．この基準に従えば，当院で慢性便秘症として治療した児のうちでは 229 例中 19 例（8.3％）が便秘型過敏性腸症（IBS-C）だったということになりますが，4 日に満たない残りの 31 例はまったく過敏性腸症と関係ないのでしょうか？

　実は，便秘と IBS-C とはかなりのオーバーラップがあることが示されています．便秘の診断基準には「過敏性腸症候群の診断基準を満たさない」の項目が入っているため，便秘と過敏性腸症でオーバーラップするものはないことになりますが，この項目を外した場合，成人の IBS-C 患者で便秘の診断基準を満たしたものは 89.5％にものぼり，逆に便秘で IBS-C の診断基準を満たしたものは 32％あったといいます．また，IBS-C 患者のうち 33％は 1 年後に機能性便秘症に診断名が変わりました．つまり，当初は腹痛が目立ったので過敏性腸症の診断になったけれど，1 年間たったら腹痛が自然に軽快していて便秘だけが残っていた，ということなのでしょう．小児科領域でも，スリランカの中高生の調査で，機能性便秘症と IBS-C の症状を比較したところ，機能性便秘症では排便回数，硬便といった排便に関わる項目が目立ち，IBS-C では腹痛が目立つものの，それ以外の症状では両者に差がなかったと報告されています．

　機能性便秘症でも 45％は腹痛を伴います．IBS-C の場合は排便に関わる訴えよりも腹痛の訴えが多く，その程度も強いといった特徴はありますが，両者は同じ疾

図表 27　過敏性腸症の定義　ROME IV criteria（2016）

以下のすべての項目を満たすこと
1. 少なくとも月に 4 日，以下の症状のうち一つ以上と関連する腹痛がある．
    a. 排便と関係する
    b. 排便頻度の変化と関係する
    c. 便性状（外観）の変化と関係する
2. 便秘の児では，便秘が改善しても痛みがよくならない．
    （痛みが改善するものは過敏性腸症ではなく，機能性便秘として扱う）
3. 適切な評価の後に症状が他の疾患で説明できない
    少なくとも 2 か月以上，この基準を満たしていること

（Gastroenterology 2016; 150: 1456-68）

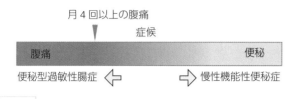

月 4 回以上の腹痛

症候

| 腹痛 | 便秘 |

便秘型過敏性腸症 ⇐　　　⇒ 慢性機能性便秘症

図表 28 ■ 過敏性腸症から慢性機能性便秘症に至る疾患スペクトラム

患スペクトラムをみているのかもしれません．**腹痛，つまり内臓知覚過敏が強い側が IBS-C，腹痛が少なく，便の変化が強い側が機能性便秘症として，その両端の間を緩やかに移行する疾患スペクトラムです**（図表 28）．

　一方で反論もあります．確かに症状では境界が明らかではありませんが，治療上 IBS-C では抗うつ剤や認知行動療法，催眠療法といった中枢神経に関する治療が有効なケースがあること，MRI で両者の腸管運動を評価してみると機能性便秘症では腸管通過に問題があるものが目立つなど，両者の病態上の違いが指摘されています．

　プライマリケアで慢性便秘の児を診ていて，良好な排便コントロールにもかかわらず，腹痛を訴える児は少し治りづらいように感じていました．緩下剤を減量してくると再燃してしまうことが多いのです．これは，腹痛が過敏性腸症の基準に引っかからない月 4 回未満の頻度のものでも同じです．実際に多変量で解析してみると，やはり「腹痛」はオッズ比 0.41（95％信頼区間 0.25-0.97；p < 0.05）で治癒と関連していました．つまり治癒しづらいのです（図表 72）．多分，IBS-C では直腸の知覚過敏だけでなく，腸脳相関の関与や腸管細菌叢の変化なども治癒に関係しているのでしょう．しかし，この腹痛は自然に軽快するものも多いので，必ずしも将来にわたって治癒しづらいというわけではありません．

参考文献

1） Benninga MA, Nurko S, Faure C, et al. Childhood functional gastrointestinal disorders: Neonate/toddler. Gastroenterology 2016; 150: 1443-55.

2） Hyams JS,Di Lorenzo C, Saps M, et al. Functional disorders: children and adolescents. Gastroenterology 2016; 150: 1456-68.

3） Rajindrajith S, Devanarayana NM, Benninga MA. Constipation and constipation-predominant irritable bowel syndrome: A comparative study using Rome III criteria. JPGN 2017; 64: 679-84.

4） Siah KTH, Wong RK, Whitehead WE. Chronic constipation and constipa-

JCOPY 498-14584

tion-predominant IBS: Separate and distinct disorders or a spectrum of disease? Gastroenterol Hepatol (NY) 2016;12:171-8.

B 診断の留意点

1) 問診のポイント〜基礎疾患の否定

▶ぶっちゃけて言えばこう！

　基礎疾患に伴う便秘を除外しなくてはなりません．これらの疾患兆候はROME IV 診断基準でアラームサインとしてまとめられています．Hirschsprung病を疑わせる胎便排泄遅延が有名ですが，Hirschsprung 病でも半数は 48 時間以内に胎便排泄がみられています．便秘の発症時期が早いことも要注意サインです．直腸指診では，Ultrashort segment type の Hirschsprung 病や肛門狭窄が判断できます．腰仙部の皮膚陥凹や毛房，臀裂の偏位といった所見があれば，二分脊椎を中心とした脊髄疾患を考慮しましょう．

　ROME IV 基準は，症候による定義のためにいろいろな病態が含まれてしまいます．最も問題となるのは基礎疾患をともなう便秘です．これは ROME IV 基準でアラームサインをきたすものとしてまとめられています (図表 29)．

　胎便排泄は，正常新生児であれば 99％は 48 時間以内に胎便を排泄します．48時間以降となると Hirschsprung 病の疑いが強くなりますが，Hirschsprung 病でも

図表29　便秘の基礎疾患を疑わせるアラームサイン

- 胎便排泄遅延（生後 48 時間以降）
- 生後 1 か月以内に発症する便秘
- Hirschsprung 病の家族歴
- 高度な腹部膨満
- リボンのような平べったい便
- 肛門の位置異常
- 肛門裂傷がないのに便に血が混じる
- 成長障害
- 胆汁性嘔吐
- 甲状腺の異常
- 肛門反射・挙睾筋反射の減弱
- 下肢の短縮，緊張，反射の減弱
- 仙骨部皮膚陥凹
- 脊柱部の毛房
- 臀裂の偏位
- 肛門傷痕

(Gastroenterology 2016; 150: 1456-68)

48 時間以内に胎便を排泄する児が 50％程度あることに留意しておきます．胎便排泄遅延が明らかであれば，Hirschsprung 病を強く疑って検索を進めますが，Ultrashort segment type のものでは画像診断による鑑別はほぼ不可能です．直腸指診で疑い，直腸生検で診断を確定します．

　乳児期早期発症の便秘については，後述する排便頻度の生理的減少や乳児排便困難症との鑑別が問題となります．**排便頻度ではなく，便が硬いかどうかが最も重要**です．また，腹部膨満，体重増加不良などの他の症状がないかどうかもみていきます．

　家族歴も重要です．Hirschsprung 病以外にも，炎症性腸疾患や甲状腺，副甲状腺といった内分泌疾患の家族歴も確認しましょう．

　リボン状の平べったい便や細い便しか出ない場合は，肛門部に狭窄病変がある可能性があります．この場合，**会陰肛門部の視診と直腸指診が大事**です．明らかな鎖肛があれば診断は容易ですが，外瘻孔として開口しているものがあり，一応は排便できているので鎖肛の診断がついていない場合があります．これは低位鎖肛の一種で，在胎 9 週ころに直腸は肛門膜を穿破して外界とつながりますが，これが中途半端な開口となったものです．この場合，直腸肛門の出口（外瘻孔）が前方に引っ張られ，肛門部に皮膚が張り出して肛門狭窄をきたします．この前方偏位の基準も示されています（図表 30）．新生児期の男児では，陰嚢会陰接合部から肛門中心部

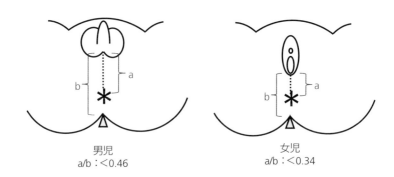

男児
a/b：＜0.46

女児
a/b：＜0.34

a：陰嚢－会陰接合部と肛門中心の距離（男児）
　　小陰唇後交連と肛門中心の距離（女児）
b：陰嚢－会陰接合部と尾骨下端の距離（男児）
　　陰唇後交連と尾骨下端の距離（女児）

図表 30 ■ 肛門開口の前方偏位の基準

(Reisner SH, et al. Pediatrics 1984; 73: 216-7 より作図)

の距離を陰嚢会陰接合部から尾骨下端部までの距離で割った値で 0.46 未満，女児では陰唇後交連までの距離を割った値で 0.34 未満を前方偏位としています．

　便に血が混じる原因でもっとも多いのは便秘による裂肛ですが，外見上肛門裂傷がみつからない場合もあります．乳児の血便でよくみられるのは**食物タンパク誘発アレルギー性腸炎（food protein-induced allergic proctocolitis：FPIAP）**，いわゆる乳児良性直腸出血ですが，母乳栄養児に多く，結腸遠位部〜直腸の粘膜の好酸球性炎症が起こり微量の出血をきたします．新生児の 0.16％にみられ，直腸出血の 6 割は FPIAP によるものといわれます．牛乳タンパクが原因のことが多く，次いでコメ，大豆ですが，最近卵黄によるものも増えてきました．母乳を介してこれらの食物タンパクを間接的に摂取することで発症しますが，機嫌や食欲，体重増加がよければ問題のないもので，自然に軽快します．腸重積による血便は，それに先んじて嘔吐し全身状態が悪化しますので，血便で発見されることはむしろ少ないと思われます．その他，若年性ポリープ，メッケル憩室，感染性胃腸炎によるもの，潰瘍性大腸炎，クローン病のこともあります．

　また，脊髄疾患を示唆する所見として仙骨部皮膚陥凹や脊柱部の毛房，臀裂の偏位も挙げられています．この場合は二分脊椎に合併する脊髄疾患を想定しなければなりません．脊髄脂肪腫では，体の成長とともに脊髄馬尾神経が引っ張られることや脂肪腫が増大することで脊髄が圧迫され，膀胱直腸障害をきたします．これらの脊髄疾患では，肛門周囲を刺激すると肛門括約筋が収縮する肛門反射や，大腿内側をこすると同側の睾丸が上がる挙睾筋反射などが消失していることがあり，診断の糸口となります．

図表31　便秘をきたす全身性疾患

- セリアック病
- 甲状腺機能低下症
- 高カルシウム血症・低カリウム血症
- 糖尿病
- 食物タンパクアレルギー
- 薬剤
  オピオイド・アルカロイド系麻薬・抗コリン剤・抗うつ剤・鉛中毒
- ボツリヌス症
- ビタミン D 中毒
- のう胞性線維症（Cystic fibrosis）

（JPGN 2014; 58: 258-68）

　以前の ROME III の基準にはアラームサインとして下痢（paradoxical diarrhea：奇異性下痢症）が含まれていました．これは今回の ROME IV 基準への改訂で姿を消しました．これは遺糞のことを意味しており，必ずしも基礎疾患があるというわけではないからでしょう．

　内科的疾患が便秘の原因になっていることもあります（図表 31）．欧米では Cystic fibrosis に注意が払われますが，本邦では稀です．むしろ盲点となるのは薬剤性のもので，特に鼻水止めとして用いられる抗コリン作用を持つ薬剤に注意しましょう．

症例 1

　実際の症例を示します．症例は 1 歳 6 か月の男児です．正期産の自然分娩で，胎便排泄遅延はありませんでした．生後 3 週ころにはおなかが張っている感じがあり，便も出にくかったため，たびたび綿棒浣腸を行っていました．その際，多量のガスと軟便が噴出する状態だったとのことです．おなかの張りは一時的に軽快したため，それ以上の検索は行われませんでした．

　生後 6 か月頃より便の出ない日が多くなり，近くのお医者さんを受診しました．浣腸を行われ酸化マグネシウムを投与されましたが，水のような便が週 1〜2 回出

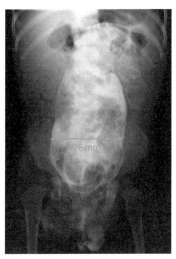

図表 32 ■ ガストログラフィンによる注腸造影
テスト撮影の 5 分後の写真

るといった状態でした.

　1歳6か月時に当院に初めて受診されました. 体重増加不良はなく, 肛門部を見たところでは, 肛門の位置に問題はなく, 臀裂や仙骨部の皮膚所見に異常はありませんでした. しかし, 直腸指診で示指の挿入に抵抗があり, 小指でようやく挿入することができましたが, 肛門括約筋の緊張がやや強く感じられ, 締め付けられる感覚がありました. 直腸内には非常に硬い巨大な便塊を触れました.

　まずは便塊除去ということで, グリセリン浣腸を行いましたが, 全く排便がありません. ガストログラフィンで注腸造影したところ, 直径75mmにも及ぶ巨大な硬便が明らかになりました（図表32）. また, 直腸-肛門移行部にはCaliber change が認められます. ガストログラフィン注腸以前には, 摘便で対処していたところでしたが, ガストログラフィンでは造影剤の浸透圧効果で便塊除去が可能です. この児はその後3日間にわたって軟便が排出され, 巨大便塊は除去できました.

　胎便排泄遅延はなかったものの, 発症が生後3週と明らかに早く, 綿棒浣腸のたびにガスと軟便が噴出していたことからは, 肛門出口部の通過障害があったことを想像させます. 前医で用いた酸化マグネシウムで水様便が出ていたのは, 高度な便秘に伴う奇異性下痢症だったと考えられます. 直腸指診でも肛門の異常が明らかでした. すぐに小児外科に紹介し, Ultrashort segment の Hirschsprung 病が確定しました.

症例2

肛門狭窄から便秘をきたした例

　初診時は1歳1か月の男児です. 視診では肛門の位置異常は感じなかったのですが, 直腸指診では肛門が狭く感じられました. この児も小児外科に紹介し, 肛門狭窄としてブジーによる拡張処置を行いました. 3歳時に小児外科でのコントロールは完了し, 以後の便秘の管理を依頼されました. その際に肛門開口を再度確認したところ, 陰嚢会陰接合部-肛門中心部間距離／陰嚢会陰接合部-尾骨下端部間距離=0.42と前方偏位が確認され, 低位鎖肛による肛門狭窄と考えられました. 改善しつつあるとはいえ, 通常より排出抵抗が強く, 現在モビコール®で治療中ですが, 治癒までにはまだ時間がかかりそうです.

引用文献

　1) Benninga MA, Nurko S, Faure C, et al. Childhood functional gastrointestinal dis-

orders: Neonate/toddler. Gastroenterology 2016; 150: 1443-55.

2）Hyams JS, Di Lorenzo C, Saps M, et al. Functional disorders: Children and ado-lescents. Gastroenterology 2016; 150: 1456-68.

3）Reisner SH, Sivan Y, Nitzan M, et al. Determination of anterior displacement of the anus in newborn infants and children. Pediatrics 1984; 73: 216-7.

2) 便秘と混同されやすいもの

▶ぶっちゃけて言えばこう！

①無貯留性遺糞は精神的な原因による遺糞です．直腸内に便の貯留はありません．

②生理的排便頻度の減少

　特に母乳栄養児では生後1か月を過ぎると排便頻度が激減します．生理的なもので，出た便は軟便です．病気ではないため処置は不要で，3〜4か月で自然に通常の排便頻度に戻ります．

③乳児排便困難症は，生後9か月未満の赤ちゃんが10分以上いきんでも排便できずに，苦しんで便秘のように見えるものです．しかし，出た便は軟便です．これは排便の協調運動が未熟なためのもので，3〜4週間で協調運動を習得して自然に軽快します．

　②，③はいずれも軟便であることに注目します．体重増加や機嫌・食欲に問題がなく，便が硬くなければ便秘ではありません．

　インターネットなどでは，排便に関する相談で綿棒浣腸を指示するものが多いのですが，ROME IV のガイドラインでは綿棒浣腸は避けるべき処置とされています．

① 無貯留性遺糞（図表33）

　無貯留性遺糞（Non-retentive fecal soiling）は，遺糞のために便秘を疑われることも多いのですが，調べても直腸内に便の貯留はなく，むしろ精神的原因による遺糞と考えられるものです．

　多くは小学生以上の児で，感情が高ぶったときなどに衝動的に漏らしてしまいます．慢性便秘の遺糞とは異なり，無意識にだらだらと漏れるものではありませんので，下着が汚れていることはありません．

図表 33 ■ 無貯留性遺糞の定義　ROME IV criteria（2016）

発達年齢が 4 歳以上の児で，以下のすべての項目を 1 か月以上満たすこと
1. 社会的・文化的に不適切な場所への排便
2. 直腸内に便が貯留していない
3. 適切な評価の後に遺糞が他の疾患で説明できない

(Gastroenterology 2016; 150: 1456-68)

　性的虐待に伴うものもあり，注意が必要です．この場合，排便頻度は正常で，結腸～直腸の運動も正常です．しかし，治療は困難で，内科的治療や行動療法を 2 年間行っても，2/3 の児には遺糞症状が残ったと報告されています．排便機能には脳のかかわりが大きいことを再認識させられます．

② 排便頻度の減少

　生後 2～3 か月の母乳栄養の赤ちゃんで「便秘！」として相談されるものの大半はこれです．綿棒浣腸で対処されているお母さんも多いのですが，まずは病気ではないことを押さえておきましょう．

○乳児期の正常排便のバリエーションを知る

　多くの保護者は，健康な赤ちゃんでは 1 日 1 回，やや軟らかめの便が出るものといったイメージを持っています．ですから，排便回数がこれより多くても少なくても，何か病気が隠れているのではないかと不安になります．しかし，赤ちゃんの排便にはバリエーションが多くあります．**疾患のサインかどうかの判断ポイントは，「きちんと体重が増えているか」と「出た便が硬くないか」です**．排便回数ではありません．まず，母子健康手帳の乳児の身長・体重増加のページに，月・日齢と身長・体重を正確にプロットして増加曲線を作り，体重増加を判断しましょう．

○生理的な排便頻度の減少

　健康な赤ちゃんの排便状態を調査した報告では，生後 1 か月の排便回数は，母乳栄養では 1 日 3.65 回，人工栄養児で 1.48 回，混合栄養児では 2.09 回とされています（図表 34）．生後 1 か月までは水分吸収能が未熟なために，腸管内に水分が残りやすく，軟便傾向になります．特に母乳ではオリゴ糖の作用で浸透圧が高いため軟便となりやすく，また，授乳のたびに胃結腸反射が誘発されるため，頻回の排便となります．近年の人工乳には，組成は多少異なるもののオリゴ糖が添加されて，人工栄養の子の便も少し回数が増えて軟らかくなりました．

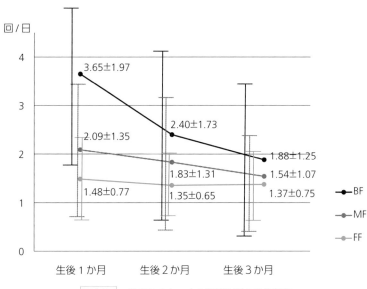

図表 34 ■ 健康な赤ちゃんの栄養法別の排便頻度

(den Hertog J. Arch Dis Child Fetal Neonatal Ed 2012; 97: F465-70)

　生後 2 か月を過ぎると排便回数は激減し，母乳栄養児では毎日出ないことも起こってきます．これは**母乳栄養児の 37.4%**にみられ，出ないときは 6 日間も出ないことがあります．便自体は軟らかく，体重の増加にも問題はありません．**何もしなくても 3 ～ 4 か月経つと，再びほぼ毎日の排便に戻ります**．この原因は不明ですが，母乳が効率よく吸収され，便の産生が少ないためとも言われます．

　この現象がみられた時の対応については，保護者がこれを理解しているかどうかによってちがってきます．理解している保護者の 67% は，不安を持つこともなく自然経過をみるだけでしたが，理解していない保護者の 79% は，腹部マッサージ，浣腸，緩下剤の使用，フルーツジュースを与えるといった対応をしたといいます．時に，「便秘」や「母乳不足」などと言われ，緩下剤投与や人工乳補足などが行われているケースもあります．しかし，これらの判断は慎重にしなければなりません．**児の健康に影響せず，自然に軽快するものに対して原則として治療は不要**ですが，母乳栄養児では 1 週間以上，人工栄養児では 3 日以上排便のないときには，便性確認のために浣腸をかけるのは許容される範囲と思います．また，他の疾患の否定のためにも受診を勧めます．

JCOPY 498-14584

③乳児排便困難症

生後9か月未満の児が，10分以上いきんでも便が出ない，あるいは出たとしても軟便で，特別な基礎疾患のないものが乳児排便困難症（Infant dyschezia）です．排便時にいきんで腹圧をかけても，肛門括約筋が協調して弛緩しないために排便ができないものですが，**いずれは児がこの協調運動を習得するので3〜4週間で自然に改善**します．要するに排便の仕方が下手だということです．生後1か月の児では3.9％にみられますが，体重の増え方や飲み方に問題がないこと，排出された便が軟らかいことが確認できれば，便秘ではなく，将来的にも心配のいるものではないことを伝えます．

以上，便秘と混同しやすいものについて述べてきましたが，便秘を疑った際には便性が重要です．出る便が硬く，排便困難を伴う時は便秘かもしれません．多くは機能性便秘ですが，特に乳児期発症のものについては基礎疾患をもつ可能性があり，アラームサインに注意しましょう．

Column 綿棒浣腸はやってはいけない

　新生児〜乳児期では，痛覚刺激の知覚閾値が低く，痛覚を和らげる下行性抑制系も未熟です．つまり痛みを感じやすく，痛みを和らげるシステムもありません．「綿棒浣腸」は，一般的にはそれほど問題となる刺激とも思われませんが，赤ちゃんは苦痛に感じている可能性もあり，発達中の脳には決していいものではありません．また，その繰り返しが条件反射となり，肛門刺激がないと排便できないといった癖をつけてしまう可能性もあります．この二つの理由からROME IVのガイドラインでは綿棒浣腸は避けるべき処置とされています（図表35）.

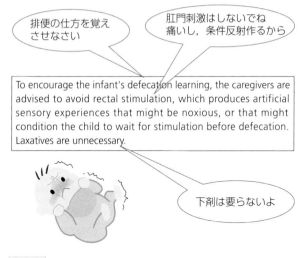

排便の仕方を覚え
させなさい

肛門刺激はしないでね
痛いし，条件反射作るから

To encourage the infant's defecation learning, the caregivers are advised to avoid rectal stimulation, which produces artificial sensory experiences that might be noxious, or that might condition the child to wait for stimulation before defecation. Laxatives are unnecessary.

下剤は要らないよ

図表 35 ■ ROME IV コンセンサスにおける乳児排便困難症への対応
(Benninga MA. Gastroenterology 2016; 150: 1443-55)

メモ

1歳未満の排便困難児への対応

　1歳未満の赤ちゃんでは，排便回数を気にして受診する場合も多いのですが，上述のように便秘でないものも多くあります．一方で，便が硬くなって便秘と診断されるものには，基礎疾患に伴う難治なものから，離乳・補完食の開始に伴って発症する機能性便秘まで様々です．この時期は，便秘の慢性・遷延化に重要な関わりをもつ「排便がまん」ができる発達年齢ではないので，治療はそれほど大変ではありません．この時期の排便困難・便秘は，診断・治療に注意すべき点が多く，管理方針を別にまとめておきます（図表 36）．

　排便困難や，排便回数が少ないといった理由で受診した場合には，まずはアラームサインに注意して基礎疾患を否定します．**「稀な排便頻度」とは，ほぼ完全母乳栄養では 7 日以上，混合〜人工栄養の場合は 3 日以上排便がなかった場合が目安**ですが，体重増加が正常であることを確認しましょう．便性が軟らかければ便秘ではなく，母乳栄養児ではこの時期に起こりやすい生理的排便頻度の減少，あるいは乳児排便困難症について説明します．便性が確認できなければ，実際に浣腸をかけるのもやむなしです．**便性と排便回数がわかる排便日誌を渡して，実際に記録して**

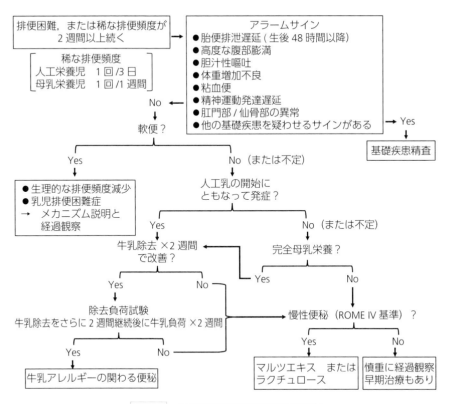

図表 36 ● 1 歳未満の児の排便異常への対応

(参考: Vandenplas Y, et al. Acta Paediatr 2015; 104: 449-57)

もらいましょう．2 週間程経ってから再来していただきますが，自然に回復していることも多いと思います．便秘状態が続いていたら，**人工乳の開始にともなって発症したものか**を尋ねます．関連がありそうなら，また，完全母乳栄養児で母親の摂取した牛乳の関連が否定できなければ，2 週間の牛乳除去を試行します．明らかな改善が見られたら，さらに 2 週間除去を継続して正常排便となったのちに，再度ミルクを負荷します（除去負荷試験）．この除去負荷試験で牛乳アレルギーが確定できれば，耐性が獲得されるまで乳製品除去を 1〜2 年継続することになります．

除去負荷試験で陰性なら，慢性便秘として，マルツエキス 1〜2 包（生後 6 か月以上では最大 3 包）/ 日，あるいはラクチュロース 0.5〜2 mL / kg/ 日として，便性に応じて適宜増減量します．浣腸はあくまでもレスキューとして用いますが，その場合には基礎疾患がないことをもう一度確認しましょう．自宅での綿棒浣腸を指

導してはいけません.

　酸化マグネシウムはラクチュロースより有効ですが，この時期にそこまで使わなければならない便秘は多くありません．モビコールもこの年齢には適応がありません.

参考文献

1) Benninga MA, Nurko S, Faure C, et al. Childhood functional gastrointestinal disorders: Neonate/toddler. Gastroenterology 2016; 150: 1443-55.

2) den Hertog J, van Leengoed E, Kolk F, et al. The defecation pattern of healthy term infants up to the age of 3 months. Arch Dis Child Fetal Neonatal Ed 2012; 97: F465-70.

3) Courdent M, Beghin L, Akré J, et al. Infrequent stools in exclusively breastfed infants. Breastfeed Med 2014; 9: 442-5.

4) Vandenplas Y, Alarcon P, Alliet P, et al. Algorithms for managing infant constipation, colic, regurgitation and cow's milk allergy in formula-fed infants. Acta Paediatr 2015; 104: 449-57.

JCOPY 498-14584

第4章

便秘の診察・検査のポイント

▶ぶっちゃけて言えばこう！

○直腸指診は大事．子どもが嫌がったら後日に回しても構いません
が，肛門病変のチェックのために一度は行っておきます．

○画像検査

① 腹部 X 線単純撮影

結腸内の貯留便の状態を保護者にみせることで，納得も得やすいのですが，
放射線被ばくの問題があります．

② 腹部超音波断層撮影

便秘診療の必須ツールで，直腸の描出も容易，かつ非侵襲的なので，慣れれ
ば小さな子どもでもおとなしくやらせてくれます．しかし，結果の解釈には注
意が必要です．直腸は管腔臓器なので，便の貯留状態によって径が大きく変化
します．正常排便児では，排便後 3 時間以上たてば，ある程度一定の値をとり，
基準値も報告されています．この基準値の上限とは，「正常排便の児だったら，
直腸は生理的な状態で最大どのくらい拡がるのか」といった意味になります．

便秘の子どもと正常排便の子どもの直腸径から感度特異度曲線を描出して，
便秘のカットオフ値を求める報告もありますが，ワンポイントで測定された直
腸径を絶対値として扱うのは危険です．数十回にわたって測定しても，正常の
直腸径基準値（1 歳以上では 38.2 mm 未満）を超えない場合には，「直腸拡大
がない」可能性があり，この時点ではじめて通過遅延型便秘を考慮しますが，
まれな病態です．

この直腸拡大が治癒には関係しないことは「第 2 章　便秘のメカニズム」
に述べたとおりです．コントロール良好で治癒に近づいた児では直腸径が短縮
してきますが，便が貯留していないので縮まっているに過ぎません．直腸コン
プライアンスは変わっていませんので，便を貯留させれば元の姿を現して思
いっきり拡がります．

腹部超音波断層像の臨床的意義は，診察時に直腸内の便の性状と便の貯留状
態を判断することと，頻回に計測しても直腸拡大がなく通過遅延型便秘を疑う

場合に限られます.

③ 大腸ガストログラフィン造影

　大腸ガストログラフィン造影は診断というより, むしろ治療 (Disimpaction) 目的に用いられます. ガストログラフィンの浸透圧効果で便を軟化させて排出させます. 通常はX線透視装置がないとできませんが, 単純撮影装置だけでも施行可能です. 左側臥位にして慎重にカテーテルを挿入し, その際には絶対に乱暴な操作をしないこと, 造影剤注入前にテスト造影することの2点に留意します. 撮影はテスト造影と注入5分後の2枚だけです.

○より専門的な検査

　主に大腸通過正常型便秘, 大腸通過遅延型便秘, 便排出障害型便秘のサブタイプ分類のための検査です. 排便協調運動の評価はバルーン排出試験 (Balloon Expulsion Test: BET), 直腸肛門マノメトリー検査 (Anorectal Manometry: ARM) の2者で, バイオフィードバック療法の適応を探るために行われます. 結腸運動については腸管通過時間測定 (Colonic Transit Test: CTT) で評価します.

　BET は25〜50mL のバルーンを直腸内に入れて2分以内に排出できるかどうかをみるもので, スクリーニングに用いられます. より詳細には ARM を用いて, いきんだ際の直腸と肛門部の内圧変化から排便時の協調運動を評価します.

　小児では排便がまんに端を発した排便協調運動不全がまだ完成されていないためか, バイオフィードバック療法の有効性は証明されていません. また, 児の協力も得られにくいため, BET, ARM のいずれも一般には行われていません. 稀ではありますが, STC の診断のために腸管通過時間の測定が必要になる場合があります.

　腸管通過時間の測定には, X線不透過マーカー (SITZMARKS®) による方法と, RI シンチグラフィーによる方法があります. X線不透過マーカーは, 個人輸入になります. RI シンチグラフィー法は ^{111}In, ^{99m}Tc, あるいは ^{67}Ga のアイソトープを含んだミルクを飲ませて一定時間後に撮影するものですが, 放射線被ばくの問題と撮影に4日間かかること, 保険適応がないといった問題があります. そのため, 検査の適応基準は厳しく, 数年間にわたって維持療法を続けても極めて難治性で, 常に直腸拡大がみられないケースに限る必要があります. 被ばく線量自体は通常の腹部単純撮影の2枚分に過ぎませんが, RI を内

服することの保護者の精神的なハードルは高く，十分な説明が必要です．

慢性便秘の診断にあたって最も重要なことは，ROME IV 基準に従って便秘をきちんと診断すること，しかし基準にとらわれすぎず，それらしいケースでは早期治療を心がけることです．慢性便秘の治療は著しく長くかかります．特にまだ排便トレーニングができない年齢の児は，最終的に緩下剤を中止して卒業するまでに数年かかることも稀ではありません．長期の治療期間を納得して行うには，保護者にも医療の側にも確固たる診断と，お互いの信頼関係がなければなりません．

ROME III から IV の改訂にあたって年長児の基準を発症から 2 か月としていたものが 1 か月に改められました．これはまさしく早期治療の必要性からに他なりません．一方で，ROME IV 基準は便秘研究の目的もありますので，「誰がみても便秘だよね」というケースに絞り込まれるように作られており，初期段階の軽症な便秘は除外されるようになっています．ですから，基準にこだわりすぎるべきではありません．保護者が子どもの排便状態を心配して受診した動機にはそれなりのものがあるはずです．基準に該当しなかったものを「便秘ではない」として放置すれば，せっかくの発見のきっかけを失うことになります．特に硬い便が出ているものでは，慢性便秘のきっかけとなる排便がまんにつながることも多く，慎重に経過をみる必要があります．

つまり，治療が長期にわたることを考えると ROME IV 基準を満たした方が望ましい，しかし，早期発見・早期治療の観点からは，それにとらわれず臨機応変な対応が求められるということです．

Ⓐ 理学所見

慢性便秘の児の多くは，これまでに浣腸や肛門処置を繰り返されているためか，肛門の診察を極端に嫌がります．無理強いしないことが大切です．しかし，慢性便秘の診断にあたって，器質的疾患は必ず否定しておかなければなりません．腹部触診で便塊の貯留を確認した後，児の納得のもとに肛門の診察に移ります．

ここでは，肛門の位置に異常がないかどうか（図表 30），肛門に亀裂や見張りいぼ（skin tag：スキンタグ）がないかどうか，また，遺糞やネグレクトに伴う肛門周囲の汚れをみます．見張りいぼは，慢性の裂肛（成人でいう「切れ痔」）のサインで，

裂肛の際にできた傷が便で汚染されて慢性炎症を起こしたために，肛門部の皮膚が
いぼ状の突起になったものです．裂肛の方向を示しているので見張りいぼといわれ
ますが，成人の「いぼ痔」とは異なるものなので，こちらを治療することには意味
がありません．また，裂肛そのものがあれば軟膏処置もしますが，いずれも原因と
なっている便秘の治療がなされない限り，再発を繰り返します．

　直腸指診については，北米小児消化器肝臓栄養学会（North American Society of
Pediatric Gastroenterology, Hepatology and Nutrition: NASPGHAN）/ ヨーロッパ
小児消化器肝臓栄養学会（European Society of Pediatric Gastroenterology, Hepa-
tology and Nutrition: ESPGHAN）のガイドラインでは，慢性便秘の診断において必
須のものではなく，ROME IV 基準が一つしか該当しない場合に行うとしています．
この目的は直腸内の便を確認するためということですが，これだけなら腹部超音波
検査でも，直腸内の便のサイズから硬さまですべてわかります．むしろ，直腸指診
は肛門部の状態を確認する目的に行い，器質的疾患の否定には必須のものと考えて
います．児の拒否感が強く，直腸内の便貯留の状態が腹部超音波で確認できれば，
直腸指診は後日に回しても構いません．しかし，原則として全例に行うべきと思い
ます．

　少し昔の話になりますが，ゴールデンウィーク中に里帰りしてきたご家族がいま
した．子どもが慢性便秘症ということでラキソベロンを処方されていましたが，忘
れてきてしまったので処方してもらいたいとのことでした．処方箋だけ書くわけに
もいきませんから，とりあえず診察しましょうということで直腸指診も行いました．
肛門で示指が締め付けられる感覚がありました．ラキソベロンを処方した後に，お
母さんに「ちょっと肛門部に病変があるかもしれないので，一度向こうの先生にお
話しください」とお伝えしました．結局，この児はヒルシュスプルング病でした．

　このようなケースがありますから，直腸指診は原則全例に行います．特に高度な
便秘や発症時期が早いといったアラームサインがあるものでは，なるべく早い時期
に行っておく必要があります．

Ⓑ　血液生化学検査

　甲状腺機能低下症，高カルシウム血症，高カリウム血症，糖尿病，尿崩症，セリ
アック病，牛乳アレルギーによって便秘は起こりますが，いずれも稀なものです．

アラームサインがなければ，ルーチンのスクリーニング検査としては不要ですが，甲状腺機能，電解質は検査しておいてもいいかもしれません．（牛乳アレルギーに関しては後述します）

C 画像検査

1) 腹部 X 線単純撮影

腹部 X 線単純撮影は，結腸内の貯留便の状態を俯瞰的にみることができ，正常の写真と対比してみせることで保護者の納得が得られやすいといった利点がありますが，やはり放射線被ばくの問題があります．

腹部 X 線単純撮影による便秘の診断に関して，これまで Barr, Leech, Blethyn らの各種のスコアリングシステムが報告されてきました．報告者はそれぞれに感度，特異度ともに良好であったとしていますが，いずれも他者による追試では，便貯留の評価の成績はそれほどのものではなく，便秘の診断に関しての腹部 X 線単純撮影の Area under the curve（AUC）は 0.68（95％信頼区間: 0.58-0.80）にとどまります．評価者による差が大きいためか，現在スコアリングシステムはあまり用いられません．

2) 腹部超音波断層撮影

現在の便秘診療の必須ツールといえます．結腸全体の便貯留状態を判断するには時間がかかるものの，直腸内の便の状態だけなら数十秒で評価できますので，腹部の触診時に「聴診器のように」使うことができます．また，非侵襲的なので，乳幼児でも慣れれば泣かずにおとなしく検査させてくれます．

直腸の描出は，子どもを寝かせて，図表 37 のように恥骨結合から 2 cm くらい上のところにプローブを置き，10 〜 15°傾けると膀胱から直腸が同一画面に出てきます．この直腸の断面をスクリーニングして直腸膨大部の最大径と思われる部位の外径を測定します．また，直腸壁の厚さ，便の硬さもわかります．慢性便秘では直腸壁は肥厚しており，貯留便の硬さに応じて表面輝度も高くなります．

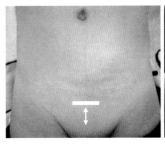
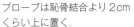
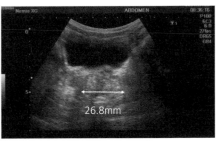

プローブは恥骨結合より2cm
くらい上に置く.

直腸膨大部は外径を計測する.このケースでは
26.8mmと計測されている.

図表37　■　腹部超音波断層撮影における直腸径の計測

○腹部超音波検査の便秘診断のポイント

●直腸径に絶対の信頼を置いてはいけない.腸内容があるのとないのとは大違い

　超音波では便の貯留状態がわかりますので,当然,これを便秘の診断や経過観察に使えないかといった考えが出てきます.確かに直腸径は数値として出てくるので,慢性便秘の診断,経過観察に使えそうです.しかし,ここで問題が2つあります.一つは正常排便児の直腸径の基準値がなかった問題,もう一つは直腸径の臨床的意義,つまり直腸径が便秘のコントロール状態を反映するかといった問題です.

　まず,直腸は固形臓器と異なり管腔臓器なので,貯留便の量によって径が変わります.したがって,便秘の子どもの直腸径を議論する前に,正常排便の子どもでは直腸はどのくらいまで拡がるものなのかを調査する必要があります.

　排便と直腸径のかかわりをみた報告で,正常排便の子どもの直腸径は,排便直後には一時的に縮小するものの,2時間後にはほぼ元の径に復し,以後は変動が少なかったことが示されています.さらに当院で行った正常排便の15歳未満の子ども733例の検討では,直腸径は最終排便からの時間と年齢に関連するものの,排便後3時間以上の例ではほぼ一定と考えられる状態となっており,1歳を境に正常基準値が設定できることがわかりました.**正常では排便後3時間以上たっていれば,ほとんどの例で1歳未満は27.9mm,1歳以上では38.2mmを超えることはありません.つまりこの値を超せば「直腸拡大がある」ということができます.**

　次に便秘診療における直腸径の臨床的意義はどうでしょうか.ここにも大きな問題が2つあります.一つは,排便から何時間たったら一定の値になるのかといった問題,もう一つはワンポイントの測定データを絶対的な値としてとらえていいの

かといった問題です.

　慢性便秘の児では，通過遅延型以外では，維持療法中に直腸が徐々に拡大してきます. この拡大程度には臨床的意義がありそうですが，いつ，どんな便性状の時に測定したのかの問題があります. 排便後の経過時間によって直腸径は大きく変化します. **正常排便の児では，排便後 3 時間でほぼ一定の径になりますが，便秘の児で直腸が拡張してコンプライアンスが高くなった状態で，排便後 3 時間で直腸径が一定になっているかどうかはわかりません.** 便そのものの流れやすさも異なり，排便後に便が再び貯留する速度も異なります. 一定の径になるには少なくとも正常よりは長い時間がかかるでしょう. このあたりのデータはまだほとんどありません. 排便後 2〜3 時間以上たっているからといって，便秘の子どもで直腸径を安定した数値として評価するのは危険です.

　ワンポイントの測定データの問題の例として症例を提示します (図表 39).

症例

　症例は 10 歳の男児で，3 歳ころから便秘に悩まされてきました. 1 か月前より腹痛の訴えが強くなり，当院を受診しました. 排便は 4〜5 日に一度の頻度で，巨大な硬便のために時々自宅の水洗トイレが詰まったこともあったといいます. 排便がまんを繰り返し，気づかずに便が漏れ出ていることがあり，まわりの子から言われて初めて気がつくような状態でした. いじめの対象にもなっていました.

　直腸指診では，肛門括約筋の緊張は正常でしたが，直腸は拡大しており巨大な硬

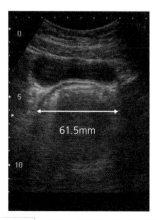

図表 38 ■ 拡大した直腸 (10 歳男児)

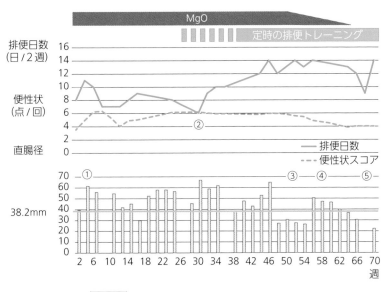

図表 39 ■ 遺糞をともなう 10 歳男児例の経過

い便を触れました．初診時の排便日数は 2 週間で 8 日，便性状は type 3 の便でした．Disimpaction の後に，酸化マグネシウムで治療を開始しましたが，4 週間後には直腸内部のエコー輝度が比較的均一となり，便が軟らかくなったことが推察されました（図表 38）．表面輝度もそれほど高くありません．一方で，直腸径は 61.5 mm に達しており，直腸拡大が明らかになりました（①）．初診時には，硬く凝縮した便だったため，直腸拡大が隠されていたものと考えられます．

　治療によって便性は type 5-6 程度に維持できたのですが，排便日数が確保できず，2 週間に 6～8 日前後にとどまっていました（②）．なお，便性状はブリストルスケールのタイプをそのまま点数に置き換えて，2 週間の平均的な便性状として示しています．排便日数確保のために，本人と相談して定時の排便トレーニングを行うことになりました．まじめな性格で一生懸命トレーニングに取り組んで，治療開始 32 週を過ぎたころから排便日数が改善し，遺糞も見られなくなりました．50 週ころには，ほぼ 2 週間に 14 日（つまり毎日）排便できるようになって，直腸径も小さくなっていることがわかります（③）．このころから緩下剤の離脱にトライしました．トレーニングによって排便日数は保たれていますが，当然ながら便性はやや硬くなり始めます．少しずつ便が貯留したためでしょうか，この時期に再び直腸

拡大が見られています（④）．緩下剤の中止後には一時的に排便日数が低下して危惧しましたが，トレーニングによって type 4 の便性が保たれたためか，最終的には直腸は正常サイズとなって卒業しました（⑤）．

　この児で直腸径が小さくなったのは，毎日の排便によって直腸内に便が溜まっていなかったことによります．決して，直腸そのものが縮んで正常化したわけではありません．実際，この児においても，少し排便状態が悪化しただけで，すぐに直腸拡大がみられています（④）．筆者も当初は，維持治療が成功していると直腸径は縮んでくるものと誤解していましたが，考えてみれば，直腸径が拡大するということはそれだけの組織変化があるわけですから，これが数週間で改善するはずもありません．前述の van den Berg らの報告でも，治癒後 1 年たっても直腸コンプライアンスは改善していなかったといいます．毎日の排便で直腸径が縮小・正常化したようにみえても，便が溜まってくれば元の姿を現すということなのでしょう．
　現在のところ，**直腸径の臨床的意義は，頻回に検査したデータのうち最大の直腸径が正常排便児における基準値を超しているか，つまり直腸拡大があるかどうかといった判定にしか使えません**．もちろん，直腸拡大がないというためには，日を変えて相当頻回な測定が必要になります．直腸拡大の判断以外に，直腸径を便秘の経過観察や病態診断の目的で用いるためには，慢性便秘の児での日内変動や直腸肛門機能とのかかわりを含め，さらなる検討が必要です．

●腹部超音波による直腸径から便秘の診断はできない

　腹部超音波による直腸径データから，慢性便秘の判定をする試みもありました．大腸通過正常型便秘（機能的便貯留型便秘）では，正常排便児より直腸径は有意に拡大していますので，「便秘のカットオフ値」は計算できそうです（図表 40）．
　一般に病気かどうかの臨床判断値には，基準値（基準範囲）とカットオフ値（診断閾値）があります．両者は混同されることもありますが，基準値（基準範囲）とは，健常と考えられる群を一定の除外基準で絞り込み，真の健常群とした上で95％信頼区間を設定するもので，疾患群と非疾患群の感度特異度曲線からつくられるカットオフ値とは質的に異なります．また，カットオフ値には感度を優先するか，特異度を優先するかといった臨床的判断も入ってきます．これまで「便秘のカットオフ値」として報告されてきたものの多くは，便秘児と正常排便児の直腸径データからカットオフ値（診断閾値）を求めるものでした．しかし，これは図表 41 に示すように正常直腸径基準値上限とは異なります．ROME 基準で定義される便秘の病態は

図表 40　直腸径の正常基準値とカットオフ値

報告者		n	年齢	正常排便児の直腸径 (mm)	Cut off 値 (mm)
Klijn		26	5 〜 13 歳	21	33*
Joensson		24	9.1 ± 2.7 歳	21.4 ± 6.0	33.4**
Karaman		31	8.4 ± 3.8 歳	21.2 ± 6.5	24.4*
Singh		82	中央値 5.5 歳	24	30*
冨本	≧ 1y	471	4.8 ± 3.4 歳	24.1 ± 6.7	38.2**
	< 1y	104	0.43 ± 0.20 歳	18.1 ± 4.6	27.9**

＊正常排便児と便秘の児の感度特異度曲線からのカットオフ値
＊＊正常基準値からのカットオフ値

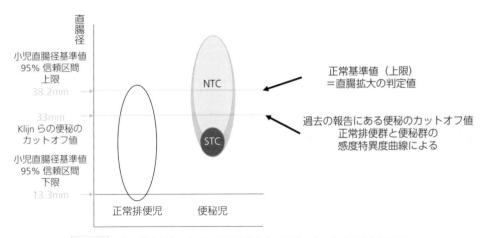

図表 41　直腸拡大判定のための正常基準値と「便秘のカットオフ値」との違い
NTC: Normal transit constipation
STC: Slow transit constipation
STC では便秘であるものの直腸径は基準値内となる

一様ではありません．端的に言うと，腸管通過遅延型便秘（STC）では，便秘であ
りながらも直腸径は増大してきません．つまり便秘の診断はあくまでも臨床症候か
らなされるものであって，「便秘のカットオフ値」をもって便秘を診断することは
できません．
　まとめると，現時点で腹部超音波断層像を便秘診療に用いる臨床的意義は，診察
時に直腸内の便の性状と便の貯留状態を判断することと，数年間，頻回に計測して

も直腸拡大がないことから通過遅延型便秘を疑う場合に限られます.

3) 大腸ガストログラフィン造影（透視装置がなくても通常 X 線撮影装置でできる　町医者式造影）

　通常の浣腸で反応しない便塞栓には，苦痛が少なく即効性もあるガストログラフィン注腸が有効です．ガストログラフィンによる浣腸は，もともとは新生児の胎便性イレウスの治療に用いられた方法で，ガストログラフィンの浸透圧勾配によって水を腸管内に引き込むことにより，貯留便を軟らかくして出しやすくします．6 倍希釈にすると，ほぼ血清浸透圧と同じ 283 mOsm/L になりますが，この濃度でも効果は認められており，ガストログラフィンが直腸内で便塊に浸透するためと考えられています．これより濃い希釈濃度では，子どもで循環血漿量が少ない場合には Hypovolemia をきたす可能性がありますので要注意です.

　また，ヨード造影剤を用いることになりますので，それによるアナフィラキシーの可能性も念頭において，保護者に説明した上で，アナフィラキシー対応の準備をしておく必要があります．また，使用量が多く腸管内に停滞する場合には，ヨード過剰の問題が起きることもあります.

　このガストログラフィン注腸は，一般には X 線透視装置を用いて行いますので，設備がないと施行できません．X 線透視装置は定価で 1000 万円前後ですので，町医者がおいそれと手が出せるものではありません．しかし，一般のガストログラフィン注腸造影では，造影剤の流れを X 線透視装置のモニターで見ながら操作を進めるわけですが，施行中ずっと照射して見ているわけではありません．被ばく線量を減らすために時々画像を確認するだけで，実際の写真撮影はせいぜい 2〜4 枚に限られます．この施行前には腹部超音波断層像で直腸内の便貯留の状態はわかっていますので，途中経過の写真にはそれほど診断的価値はありません．おおむね 5 分後には造影剤は横行結腸まで達しますので，注腸して 5 分後の写真が最も重要になります．ですから，途中経過の写真を全部省略して，注腸して 5 分後に 1 回撮影すれば，X 線透視装置を用いたのとほぼ同等の結果が得られます.

　ただし，この方法には重大な注意点があります．**直腸穿孔と粘膜内注入の問題です**．これは結構大きな問題なのですが，外来で日常的に行っているふつうのグリセリン浣腸でも全く同じリスクがあります．両者ともカテーテル挿入の際に注意しておかなくてはならないポイントがあります（佐々木巌，佐々木みのり.意外と怖い「グリセリン浣腸」https://www.kango-roo.com/learning/7023/）．また，厚生労

働省からも同様の注意喚起がなされています（https://www.mhlw.go.jp/file/05-Shingikai-11121000-Iyakushokuhinkyoku-Soumuka/1458422381.pdf）．

　この造影検査時には，まず便秘の子どもを**左側臥位**にして，肛門からカテーテルを挿入していきます．障害物に当たりますが，この障害物は硬くなった便塊か，直腸肛門角のどちらかです．直腸肛門角は，直腸を恥骨直腸筋が取り巻いて作っているもので，直腸はここで約 100 度に折れ曲がっています．高度な便秘の場合，通常は直腸内に巨大便塊がありますのでカテーテルはまずこれにぶつかりますが，ここを抜けて**さらに押し込んでいった場合は直腸肛門角にぶつかり，強引なカテーテル操作を行った場合には，直腸穿孔が起きる可能性**があります．直腸壁は腹腔のダグラス窩に接していますので，**立位でダグラス窩が下がっている状態で行うのは極めて危険**です．特に慢性便秘の子どもでは直腸の拡大によって直腸壁が薄くなっていますので要注意です．

　もし，強引に押し込んでいって直腸壁にカテーテル先端が刺さった状態で，知らずに造影剤を注入すれば，5 分後には修羅場になります．

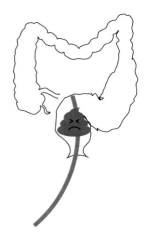

カテーテル挿入抵抗は
① 便塊
② 直腸肛門角部

あらかじめエコーで便塊を
確認しておく

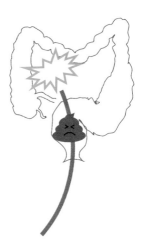

乱暴な操作で直腸穿孔！

抵抗を感じたら絶対に無理
しない

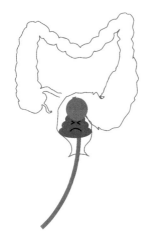

バルーン拡張
● テスト造影・画像確認
● 自然滴下で全量注入
● 5 分後撮影

図表 42 ■ **町医者式大腸ガストログラフィン造影のカテーテル挿入時の注意点**

図表 43 ■ 大腸ガストログラフィン造影の希釈方法

年齢	ガストログラフィン（mL）	微温湯（mL）	トータル（mL）
1〜2歳	25	125	150
3〜5歳	30	150	180
6〜8歳	40	200	240
9歳以上	50	250	300

実際には，

①腹部超音波であらかじめ便塊の状態を把握しておきます．カテーテルは14Fr のものを用いて，児を**左側臥位**にして慎重に挿入しますが，1〜2cm 入れただけで硬便にぶつかります．そこから強引に深く入れていって何かにぶつかったとすれば，そこは直腸肛門角．直腸穿孔の危険域です．

②カテーテルが抵抗なく直腸内に進入したら，バルーンを拡張させ留置させます．傷のついた直腸壁にカテーテルが押し付けられていた場合，先端からガストログラフィンが血管内あるいは直腸粘膜内に注入される可能性があります．ここではまず，**少量のガストログラフィンでテスト造影**を行い，直腸内の便塊が造影されることを確認します（図表42）．

③あとは，図表43のように**6倍希釈したガストログラフィンを自然滴下で全量注入して，5分間待ちます**．このあたりで撮影すれば，大腸透視写真と遜色のない写真が撮れているはずです．とにかく強引なカテーテル操作は禁忌です．

参考文献
1) Berger MY, Tabbers MM, Kurver MJ, et al. Value of abdominal radiography, colonic transit time, and rectal ultrasound scanning in the diagnosis of idiopathic constipation in children: a systematic review. J Pediatr 2012; 161: 44-50. e1-2.
2) Modin L, Dalby K, Walsted AM, et al. Transabdominal ultrasound measurement of rectal diameter is dependent on time to defecation in constipated children. J Paediatr Child Health 2015; 51: 875-80.
3) 冨本和彦. 腹部超音波断層像による小児直腸径の基準値. 日本小児科学会雑誌 2017; 121: 80-7.
4) Singh SJ, Gibbons NJ, Vincent MV, et al. Use of pelvic ultrasound in the diagnosis of megarectum in children with constipation. J Pediatr Surg 2005; 40: 1941-4.
5) Klijn AJ, Asselman M, Vijverberg MA, et al. The diameter of the rectum on ultrasonography as a diagnostic tool for constipation in children with dysfunctional

voiding. J Urol 2004; 172: 1986-8.

6) 立花奈緒，村越孝次，坂口千穂. ガストログラフィン® 注腸の便塞栓解除効果についての検討. 日小外会誌 2019; 55: 809-14.
7) 佐々木 巖，佐々木みのり. 意外と怖い「グリセリン浣腸」，直腸穿孔や溶血など起こり得るトラブル8つ－排便ケアを極める（https://www.kango-roo.com/learning/7023/ 最終閲覧 2021 年 6 月 12 日）
8) 医薬品医療機器総合機構 PMDA 医療安全情報. グリセリン浣腸時の取り扱い時の注意について（https://www.mhlw.go.jp/file/05-Shingikai-11121000-Iyakushokuhinkyoku-Soumuka/1458422381.pdf/ 最終閲覧 2021 年 12 月 8 日）

Ｄ より高度な専門領域の検査

　子どももより聞き分けがいいこともあって，大人の便秘病態の研究はここ数年でかなり進み，前述のように大腸通過正常型便秘，大腸通過遅延型便秘，便排出障害型便秘の3つのサブタイプに大別されるようになりました．おさらいしますが，大腸通過遅延型便秘は腸管通過に時間がかかり，結腸内で水分が吸収されて硬便を形成するもので，直腸内で便が大量に貯留しているわけではないので，直腸拡大をきたしません．便排出障害型便秘は便の排出機能が障害され，直腸内に大量の便が貯留するために二次的に結腸運動が障害され，腸管通過時間も延長します．もちろん直腸拡大がみられます．腸管通過，便の排出機能のいずれにも障害はありませんが，排便がまんによって直腸内に貯留便があり，直腸拡大がみられるのが大腸通過正常型便秘で，小児期の便秘の大半はこれにあたります．それぞれに有効な治療が異なることから，このサブタイプ分類は重要です．この推定には，**直腸肛門マノメトリー検査（Anorectal Manometry：ARM），バルーン排出試験（Balloon Expulsion Test：BET），腸管通過時間測定（Colonic Transit Time：CTT）**の3者が用いられます．

1) 直腸肛門マノメトリー検査（ARM）

　安静時と排便時の直腸肛門管内の圧変化から，肛門括約筋～骨盤底筋群の機能や直腸肛門反射を評価するもので，便排出障害型便秘と Hirschsprung 病の診断に用いられています．成人では直腸の便意知覚の低下も評価できます．半導体型の圧トランスデューサーを数 mm 間隔で配置したバルーン付きカテーテルを直腸内に挿入し，バルーンを拡張させて直腸肛門管各部位の圧変化を見ます．最近は高精細

図表 44　便排出障害型便秘の分類　直腸肛門マノメトリー検査 (ARM)

		正常	Type 1	Type 2	Type 3	Type 4
病態	直腸の便排出力	○	○	×	○	×
	肛門の弛緩	○	×	×	×	×
ARM所見	直腸内圧 Rectal pressure	↑	↑↑↑	→	↑	→
	肛門管内圧 Anal pressure	↓	↑↑	↑	→	→

の High resolution の HR-ARM が用いられるようになり，より詳細な検討が可能になりました.

　正常では，バルーン拡張に伴って直腸が拡張すると直腸肛門反射 RAIR が誘発され，内肛門括約筋の弛緩が起こりますが，Hirschsprung 病ではこれが消失します. また，健常な成人では，**排便時を模していきませてみると，骨盤底筋群の協調運動によって直腸内圧は上昇し，内外の肛門括約筋が弛緩して肛門管内圧が低くなります. 直腸内圧は肛門管内圧を上回り，便が移送・排出されます**. 便排出障害型便秘ではこの協調運動が障害されます. 成人の便排出障害型便秘は，便の排出力（直腸内圧）と肛門括約筋の状態（肛門管内圧）から，さらに以下の4タイプに分類されます（図表44）.

Type 1: paradoxical anal contraction
　排便しようといきんだ際に，肛門が逆に締まって肛門管内圧が上昇するもの. 骨盤底筋群による便の排出力は維持されているため，直腸内圧は 45 mmHg 以上にも達する.

Type 2: impaired propulsion
　便の排出力が障害され，直腸内圧が上昇しない. 肛門も締まり，肛門管内圧は上昇する.

Type 3: impaired anal relaxation
　肛門括約筋の弛緩が不十分で，肛門管の内圧低下が静止時の 20％未満にとどまるもの. 便の排出力にはあまり問題がない.

Type 4: impaired propulsion and anal relaxation
　便の排出力が障害されて排便時の直腸内圧の上昇が起こらず，肛門管の内圧低下も不十分なもの.

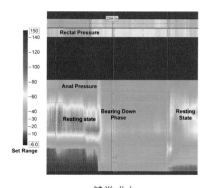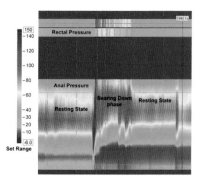

健常成人	便排出障害型便秘 Type 1
いきませてみると，Rectal pressure の上昇に応じて Anal pressure は低下して，排便に至る	いきませてみると，Rectal pressure は上昇するが，同時に Anal pressure も上昇するため，排便できない．

図表 45 ■ 直腸肛門マノメトリー検査（ARM）による便排出障害型便秘の診断
(Best PractRes Clin Gastroenterol 2011; 25: 127-40)

　図表 45 の左は健常成人のもので，直腸内圧（Rectal pressure）は 60 mmHg 程度に上昇（黄色のレンジ）する一方，肛門管内圧（Anal pressure）は低下し，緑色のレンジ（20 mmHg）となって排便に至ります．便排出障害型便秘（図表 45 右）では，直腸内圧が上昇（黄色のレンジ）するものの，逆に肛門管内圧はさらに上昇して赤のレンジ（100 mmHg）に達しています．これでは排便できません．

2) バルーン排出試験

　バルーン排出試験は 25～50 mL のバルーンを肛門内に入れ，1 分以内に排出できるかどうかを調べます．正常排便の成人では 1 分以内に 93％の人が排出できたのに対して，慢性便秘の人では 286 例中 138 例（48％）が 5 分以上かかっても排出できませんでした．カットオフ基準を 2 分以内に排出できるものとした場合，ARM との一致率は 78％ で再現性も良好だったと報告されています．このため，**成人のプライマリ領域では，まずスクリーニングとしてバルーン排出試験を行い，異常が確認できれば ARM を含めた精査を行って，バイオフィードバック療法の適応を評価します．**バルーン排出試験は患者さんの協力が不可欠ですが，子どもでも発達年齢 5 歳以上では実施できると言われています．しかし，前述のように小児では完成された便排出障害型便秘は少ないと考えられ，バイオフィードバックの治療効果も乏しいため，これらの検査は小児科領域では現時点で研究レベルにとどまる

ものと思われます.

参考文献
1) Rao SSC, Meduri K. What is necessary to diagnose constipation? Best Pract Res Clin Gastroenterol 2011; 25: 127-40.
2) Chiarioni G, Kim SM, Vantini I, et al. Validation of the balloon evacuation test: reproducibility and agreement with findings from anorectal manometry and electromyography. Clin Gastroenterol Hepatol 2014; 12: 2049-54.

3) 結腸通過時間測定

結腸通過時間はX線不透過マーカーを用いる方法とRIシンチグラフィーによる方法，さらに最近開発されたワイヤレスカプセル内視鏡による方法があります.

①X線不透過マーカー法

X線不透過マーカー（SITZMARKS®）を内服させて，一定時間後に腹部X線単純写真を撮影して排出時間を算出します. この方法は，初日に24個のバリウムマーカーの入ったゼラチン製カプセルを内服して，6日目（120時間後）に腹部X線単純写真を撮影します. **6個（25%）以上のマーカーが腸内に残っていれば，腸管通過遅延と判断**されます.

しかし，この方法では全消化管の排出時間はわかるものの，6日目の1枚しかない写真で直腸内にマーカーが多量に残存していた場合には，便排出障害型便秘と大腸通過遅延型便秘の区別はできません. このため，**途中の3日目で写真を撮影して，右側結腸，左側結腸，S状結腸～直腸の3つの区画の残存マーカー数で両者の区別をする方法**もあります. しかし，いずれも大きめのマーカーを内服しなければならず，小児では施行困難です. また，現時点でX線不透過マーカーは個人輸入に頼るしかなく，保険適応もありません.

本法による小児の正常値は，右側結腸通過時間が18時間以下，左側結腸通過時間が20時間以下，S状結腸～直腸通過時間が34時間以下とされ，**全腸管の通過時間は62時間以下**とされています.

②RIシンチグラフィー法

^{111}In, ^{99m}Tc, あるいは^{67}Gaのアイソトープを含んだミルクを飲ませて，一定時間後にガンマカメラで撮影します. 撮影プロトコールを図表46に示します.

アイソトープを内服させるというと，放射線被ばく線量が気になるところです. 一般に各種検査の被ばく線量は，消化管のバリウム造影が9ミリシーベルト

図表 46 ■ ^{67}Ga シンチグラフィーによる腸管通過時間測定

① 前処置
- 5 日前から緩下剤を中止する.
- 食事および日常生活の制限はしない.
② ^{67}Ga citrate を 20mL のミルクに入れて内服する.
　投与量は,成人量を 12MBq として体重換算する(成人体重を 40kg とする).
③ 内服後 2, 6, 24, 30, 48, 72 時間後に腹部イメージを撮像する.

(例)	日付	時刻	内容
	day 1	10:00	^{67}Ga ミルク摂取
		12:00	2 時間後撮影
		16:00	6 時間後撮影
	day 2	10:00	24 時間後撮影
		16:00	30 時間後撮影
	day 3	10:00	48 時間後撮影
	day 4	10:00	72 時間後撮影

(Pediatr Surg Int 2009; 25: 465-72)

(mSV),腹部単純 X 線撮影が 1.5 mSV といわれます.一方,RI シンチグラフィーは ^{99m}Tc を用いた場合 3〜4 mSV,^{67}Ga を用いた場合は 2〜3 mSV ですので,**^{67}Ga による RI シンチグラフィーの被ばく線量は腹部単純撮影の 2 枚分**ということになり,それほどのものではありません.再現性も信頼性も高い検査なのですが,撮影に 4 日間かかること,コストも高く,保険適応もないことから一般化していません.しかし,大腸通過遅延型便秘は緩下剤からの離脱が困難で,一般の慢性便秘とは治療方針が異なります.年余にわたって難治性で大腸通過遅延型便秘が強く疑われる場合には,治療方針の決定のためにこの検査が必要になると考えています.

　当院では,**維持治療中少なくとも 2 年間にわたって 50 回以上直腸径を測定し,一度も基準値の 38.2 mm を超えなかった場合に**,大腸通過遅延型便秘を疑っています.

　保険適応はありませんので,ご家族には充分な説明が必要になりますし,大腸通過遅延型便秘の可能性が極めて高いことが条件になります.しかし,この病態

は小児のプライマリケアでは稀です.

症例

　症例は 7 歳 2 か月の女児です. 1 歳時から便秘を発症し, 慢性便秘として 2 歳 7 か月から加療していましたが, 緩下剤の減量に伴って再燃を繰り返し難治でした. 2 週間に一回再診していただき, 原則として毎回腹部超音波で直腸径を測定しました. 図表 47 の経過表は, RI シンチグラフィー検査の前後 1 年間の状態を抜粋して示したものですが, 酸化マグネシウム投与中（①）, 排便回数は 2 週間で 11 回, 便性は type 5 となっています. 減量（②）に伴い排便回数は激減し, 便性も硬くなってきます. この間, 直腸径は維持療法中 50 回以上行った超音波検査で一度も基準値の 38.2 mm を超えていません（③）.

　充分な説明をして同意を得た後に, RI シンチグラフィー検査を行いました（図表 48）. ^{67}Ga 9.0 MBq をミルクに混ぜて内服させたところ, 6 時間後には横行結腸が描出されてきます. 24 時間後には RI は下行結腸, S 状結腸に到達していますが, 30 時間後でも RI は上行結腸, 横行結腸に残存し, 78 時間後でも RI のすべては直腸に到達していません. 腸管通過時間の正常値は, 一般に 62 時間以内とされていますので, 大腸通過遅延が明らかです. このケースでは幸いにして酸化マグネシウ

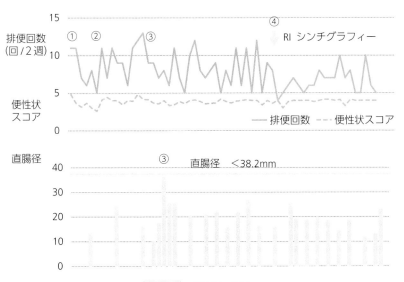

図表 47　難治例の経過

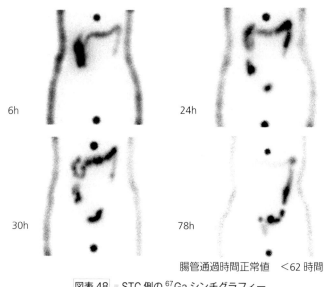

6h　　　　　　　　24h

30h　　　　　　　　78h

腸管通過時間正常値　＜62 時間

図表 48 ■ STC 例の ^{67}Ga シンチグラフィー

ムが有効でしたので，少なくとも数年間は緩下剤が必要になる旨をお話しし，外来通院の負担をできる限り減らすために 2〜3 か月に一度の再診としました．

引用文献

1）Rao SSC, Meduri K. What is necessary to diagnose constipation? Best Pract Res Clin Gastroenterol 2011; 25: 127-40.
2）de Lorijn F, van Wijk MP, Reitsma JB, et al. Prognosis of constipation: clinical factors and colonic transit time. Arch Dis Child 2004; 89: 723-47.
3）Sutcliffe JR, King SK, Hutson JM, et al. Gastrointestinal transit in children with chronic idiopathic constipation. Pediatr Surg Int 2009; 25: 465-72.

JCOPY 498-14584

▶ぶっちゃけて言えばこう！

便秘のホームケアとして，多く行われているのは「水分を多くとる」「食物繊維をとる」「ヨーグルト，オリゴ糖などのプレ・プロバイオティクスをとる」「乳製品を多くとる」というものですが，これらが有効であるとしたエビデンスはありません．

便秘の児では確かに水分摂取量が少ないのですが，水分を多く摂らせても便秘は改善しません．食物繊維の有効性は示されているのですが，多くの子どもでは十分な摂取量が確保できません．腸管通過遅延型は，腸内細菌叢が病態に関係しますので，プレ・プロバイオティクスの効果がある可能性があります．しかし，他の便秘病態に関しては結論が出ていません．これは，プレ・プロバイオティクスを用いた研究の方法論がそれぞれに異なり，菌種や菌量，アウトカムの定義がさまざまでメタアナリシスができないことによります．

乳製品に関しては，逆に牛乳除去が有効だったとする報告があります．牛乳アレルギーとして除去負荷試験で診断しますが，牛乳が便秘の原因と判定されたものは難治性便秘のうち 34〜78％にも上るとされました．しかし，すべて三次施設からの報告であることに注意しましょう．プライマリケアでの頻度はまだ報告がありませんが，割と少ないものと思われます．実際の頻度やその特徴については今後の検討を待たなければなりません．

「様子をみましょう」が大事なこともありますが，便秘に関しては禁句です．保護者の便秘に関する認識は低く，口頭でのホームケア指導だけに終わっていると，受診・観察が中断され，便秘が潜伏化します．便秘が疑われるケースでは，ホームケアにこだわって治療の時機を失することのないようにしなければなりません．

便秘のホームケアとして，家庭では様々なことが行われます．便秘のために当院を受診した児でアンケート調査したところ，対象とした 123 例中 94 例（76％）が食事に気を使っていました（図表 49）．その詳細は「水分を多くとる」「食物繊維

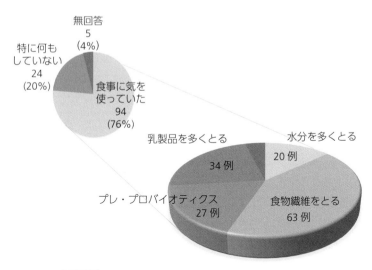

図表 49　便秘の児のご家族が食事で気をつけていたこと
慢性便秘患児での初診時アンケート（n＝123 複数回答）

をとる」「ヨーグルト，オリゴ糖などのプレ・プロバイオティクスをとる」「乳製品を多くとる」に大別されました．これらのことは，メーカーの宣伝やイメージ，インターネット情報に基づくもので，必ずしも根拠のあるものではありません．また，一部には便秘が自然治癒する，あるいは逆に緩下剤がくせになるといった誤解から，ホームケアのみに終始している方もあります．ホームケアについては，それにこだわりすぎると便秘の治療が遅れることもあり，注意が必要です．プライマリケアでは，便秘のホームケアについてエビデンスに基づいた丁寧な説明が求められます．

Ⓐ 水分摂取

　食欲が落ちて脱水状態になると便が出づらくなります．このことは多くの方が納得できることと思います．では，逆に便秘の子どもで水分を多く与えると，便秘は解消するのでしょうか？
　この水分摂取と便秘の関連を考えた時には，**①便秘の子どもでは水分摂取が少ないのか，②実際に便秘の子どもが水分摂取量を増やすと排便状態が改善するか**，の二つを検討しなければなりません．

過去の報告を見てみます.

①「便秘と水分摂取」に関連はあるか？

Park らは, ROME III 基準で便秘と診断された 25〜84 か月時児（n=212）で, 食事内容をアンケート調査し, 水分摂取が 1 日 500 mL 以下だった場合のオッズ比は 9.9（95％信頼区間: 0.9-99.5）であり, 便秘と強く関連したと報告しています. ただし, この報告は 95％信頼区間が広すぎて, ばらつきの大きなやや怪しい結論と思います. しかし, 他の報告でも, 4 か月〜15 歳（平均年齢 6.7 歳）の便秘の児（n=898）と正常排便児を比較し, 正常排便児では 1 日の水分摂取量が 800 mL 未満のものが 26.8％にすぎないのに対し, 便秘の児では 73.4％にも上り, 水分摂取が少ない児が多いことが示されています. さらに便秘のリスク比でみると, 800〜1600 mL 摂っているとリスク比は 0.42, 1600 mL 以上摂取しているとリスク比が 0.17 まで低下し, 水分摂取が多いと便秘になりにくいことも示されています. 確かに水分摂取量と便秘の間には関係がありそうです.

②便秘の子どもでは, 水分摂取を増やすと排便状態が改善するか？

Young らは, 便秘の子ども 90 名（年齢 2〜12 歳）を, いつもより水分を 1.5 倍多く摂った群, 高浸透圧（600 mOsm/L）の経口補水剤を 1.5 倍多く摂った群, 何も介入しないコントロール群の 3 群に分けて 2 週間観察しました. 3 群間に排便回数, 便性状の変化はなく, 水分を多く摂取させても, また高浸透圧の経口補水剤であっても, 便秘が改善しないことを示しました.

Bae らは, ポリエチレングリコール（polyethylene glycol: PEG）投与中の便秘の児（n=14）で, 排便回数と便性状から便秘症状をスコア化して, 水分を多く摂らせた時期と, 摂取指導を行わなかった時期を比較しました. PEG 投与群では, 水分を多く摂らせた時期に便秘スコアが有意に改善しましたが, 同様に行ったラクチュロース群（n=13）では水分摂取の改善効果はなかったと報告しています. ただし, この報告は PEG 投与中の水分摂取の重要性を示したもので, 純粋に便秘に対する水分摂取の効果を評価したものではありません.

成人領域での報告をみてみましょう. 正常排便の健常者では, 水分を一日 1〜2L 多く摂らせても, 排便状態には影響がなく, 尿量が増加したのみでした. 一方, 便秘患者（n=117, 年齢 18〜50 歳）で, 食物繊維摂取を増やすことと併せて水分を一日 1.5〜2L 多く摂らせたところ, 排便回数が増加し, 緩下剤の使用量も少な

くなったとした報告もあります.

　結局のところ，**便秘の児は一般に水分摂取量が少なく，それが増悪因子になることもあるのでしょう**．便秘の予防としては意味がありそうですが，**治療としては不十分**です．やはり緩下剤が基本であり，水分摂取は緩下剤と併用するなら補助的な効果はありますよということなのでしょう.

参考文献
1) Park M, Bang YG, Cho KY. Risk factors for functional constipation in young children attending daycare centers. J Korean Med Sci 2016; 31: 1262-5.
2) Young RJ, Beerman LE, Vanderhoof JA. Increasing oral fluids in chronic constipation in children. Gastroenterol Nurs 1998; 21: 156-61.
3) Bae SH, Son JS, Lee R. Effect of fluid intake on the outcome of constipation in children: PEG 4000 versus lactulose. Pediatr Int 2010; 52: 594-7.
4) Chung BD, Parekh U, Sellin JH. Effect of increased fluid intake on stool output in normal healthy volunteers. J Clin Gastroenterol 1999; 28: 29-32.
5) Anti MM, Pignataro G, Armuzzi A, et al. Water supplementation enhances the effect of high-fiber diet on stool frequency and laxative consumption in adult patients with functional constipation. Hepatogastroenterology 1998; 45: 727-32.

Ⓑ 食物繊維

　食物繊維には，水溶性のものと不溶性のものがあり，一般の食品に含まれる食物繊維では，水溶性のものが25〜35％程度を占めています．豆類，芋類，穀物類，ごぼうなどに多く含まれる不溶性食物繊維は，水を含んで膨張するために腸内容が増大しますが，同時に摂取水分も増やさないと，逆に便を硬くしてしまう場合もあります．水溶性食物繊維は，リンゴ（ペクチン），こんにゃく（グルコマンナン），海藻（フコイダン）に多く含まれ，字のごとく水に溶けてゲル化し，便を軟らかくします．また，腸内細菌に対してはプレバイオティクスとしても作用します．便秘に対する作用としては水溶性食物繊維の方が望ましいのですが，あまり厳格に考えずに，両方の食物繊維をバランスよく摂ることが大切です.

○食物繊維が便秘を改善するメカニズム

　食物繊維は腸内細菌叢のエネルギー源となり，腸内細菌を増殖させて発酵を活発

にしてガスを産生し，**腸管を膨張**させます．また，便量も増大しますので，腸運動が刺激されて**腸管通過時間が短縮**し，便からの水分吸収が減少します．特に水溶性食物繊維には**水分保持作用**もありますので，便中水分量も増加します．さらに食物繊維は**小腸での脂肪酸，胆汁酸吸収を遅らせ，緩下剤としての作用**も期待できます．

　食物繊維の効果が数週間たって出てくることもあります．この研究によると，食物繊維の投与数週間後，便の量は大きく変わらなかったものの，腸管通過時間が有意に短縮しました．これは食物繊維が腸内細菌叢を介して腸運動を改善したことを示しています．

○食物繊維の便秘に対する効果

　食物繊維の便秘に対する効果を検討するにあたって，①**食物繊維摂取量が便秘に関連するのか**，②**実際に食物繊維摂取量を増やすと便秘は改善するのか**，③**食物繊維は腸管通過時間を改善するのか**，の 3 つに分けて，過去の報告をみてみます．

① 食物繊維摂取量が便秘に関連するのか

　まず，疫学データで便秘の児では**食物繊維摂取量が有意に少ない**ことが報告されています．

　Morais らは，ブラジルの便秘患児 52 例（年齢 6.8 ± 3.2 歳）の調査で，便秘群の食物繊維総摂取量は，正常排便の児に比して有意に少なく，39 例（75％）は食物繊維の推奨摂取量である年齢＋5g/ 日の量に達していなかったとしています（図表50）．

② 食物繊維摂取量を増加させると便秘は改善するか

　Loening-Baucke らは，クロスオーバー二重盲検試験で，慢性便秘の児 31 例（年齢 4.5〜11.7 歳）にグルコマンナン 100mg/kg/ 日と偽薬（マルトデキストリン）

図表 50　便秘群と正常排泄群の食物繊維摂取量

	便秘群	正常排泄群	p
食物繊維総摂取量	13.8g/day	17.2g/day	0.020
食物繊維推奨摂取量 (age+5g/day) との比	77.3%	106.0%	0.0001
食物繊維推奨摂取量に達していないもの	39/52 例 (75%)	22/52 例 (42.3%)	0.001

(Morais MB, J Pediatr Gastroenterol Nutr 1999; 29: 132-5)

	排便回数（/ 週）	便性状スコア
前値	3.3±2.1	0.3±0.9
食物繊維	4.5±2.3*	1.5±0.9*
偽薬群	3.8±2.2	1.2±0.9*

*前値に対して有意に改善（p＜0.05）

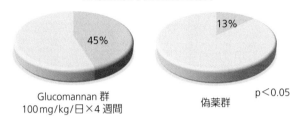

食物繊維投与後の治療成功例

Glucomannan 群
100mg/kg/日×4 週間

偽薬群　　p＜0.05

図表 51 ■ 食物繊維の摂取効果（クロスオーバー二重盲検試験）

(Loening-Baucke V, et al. Pediatrics 2004; 113: e259-e264)

をそれぞれ 4 週間投与しました．図表 51 のように，前値に比して食物繊維群では排便回数，便性状スコアとも有意に改善しましたが，便性状スコアについては偽薬群でも有意な改善がみられています．「治療成功」を週 3 回以上の排便が認められ，かつ遺糞が 3 週間に 1 回以下で腹痛のないものと定義すると，治療成功例は偽薬群 13％に対して，グルコマンナン群では 45％（p ＜ 0.05）と，こちらは有意な差がありました．

　Weber らも，ROME III 診断基準で診断された便秘の児 24 例にフルクトオリゴサッカライドやポリサッカライド，セルロースからなる多種の混合食物繊維を 4 週間投与したところ，偽薬群（マルトデキストリン）と比較して，排便回数，便性状が有意に改善したと報告しています（図表 52）．

　一方，同様にグルコマンナンを用いた試験で逆の結果も出ています．Chmielewska らは，3〜16 歳の慢性便秘患児 72 例にグルコマンナン 2.52g/ 日，

図表 52 ■ 便秘の児に対する混合食物繊維の効果

	排便回数（/ 日）	通常の硬さの便の割合	
偽薬	0.232 ± 0.350	4/24（16.7%）	*：p < 0.05
食物繊維	0.529 ± 0.423 *	12/20（60%）**	**：p < 0.01

(Weber TK, et al. J Pediatr Gastroenterol Nutr 2014; 58: 297-302)

JCOPY 498-14584

図表 53 ● 便秘の児に対する食物繊維の効果

	下剤の使用回数（/ 週）	
投与前	1.22 ± 0.08	
食物繊維 17g/ 日群	0.90 ± 0.75 *	* p < 0.05
食物繊維 21g/ 日群	0.71 ± 0.40 **	** p < 0.01

（Tse J. Paediatr Child Health 2000; 36: 236-9）

または偽薬を 4 週間投与するランダム化比較試験（Randomized Controlled Trial：RCT）で，両群間に有意な差はなかったと報告しています．Loening-Baucke の報告を含む 3 つの RCT によるメタアナリシスでは，食物繊維が有効とするエビデンスは得られませんでした．

　治療効果を比較する RCT では，指示された摂取量が守られていたかが重要です．2000 年に行われた少し古い報告があります．倫理上は多少問題があると思われますが，重度心身障害児に食物繊維を確実に内服させた報告です．Staiano らは，重症心身障害児 10 例にグルコマンナン 200 mg/kg/ 日を 12 週間投与したところ，排便回数，便性状が有意に改善し，下剤の使用量も減少したと報告しています．また，Tse らも，重症心身障害のある 20 例の児に食物繊維を投与したところ，便量が有意に増加し，図表 53 のように用量依存性に下剤の使用回数が減少したと報告しています．

③食物繊維の腸管通過時間に及ぼす影響

　食物繊維は腸内細菌叢の栄養分となるため，腸内細菌叢を増殖させることで腸管通過時間を短縮しうるかもしれません．多くの報告でその効果は示されていませんが，唯一 Castillejo らは，もともと腸管通過時間が 51 時間以上と延長していた通過遅延型便秘のケースで，食物繊維を摂取させた群では腸管通過時間が 45.4 ± 38.4 時間短縮し，偽薬群が 8.7 ± 28.9 時間しか短縮しなかったのに対して有意に効果があったとしています．

　通過遅延型便秘には腸内細菌叢の関わりが示唆されており，食物繊維の効果が出やすいのかもしれません．

○外来での食物繊維摂取指導に関して

　便秘で受診したご家族に対して，プライマリケアでは無責任な指導はできません．

食物繊維は，メカニズムからいっても，重度の心身障害児で有効性が示されていることからも便秘に対する効果はあるのでしょう．しかし，**一般の子どもがきちんと食物繊維を摂ってくれるかについては，はなはだ疑問です**．

　事実，McClung らは，便秘の児に年齢＋5g/ 日の食物繊維摂取を勧めても，推奨摂取量の 1/4 しか摂取できなかったことを示し，便秘の児に高食物繊維食を勧める場合には，熱意を持って継続的な指導をする必要があるとまとめています．また，Maffei らも，小麦ブランの便秘に対する有効性を調査した報告で，小麦ブランは便秘改善に有効ではあったものの，熱心な食事指導を行っても，きちんと摂取できたのは 28 例中わずか 13 例だけだったとしています．

　結局，**食物繊維は子どもの便秘に対して微妙な効果は認められるものの，実際には推奨量が摂取できません**．ただし，最近は水溶性食物繊維がインターネットでも購入可能で，治療への応用は一応可能と思います．しかし，これも実際には問題があります．

　著者の苦い経験があります．12 歳の男児でした．もともとお母さんはきちんとした方で，酸化マグネシウムでの治療中は比較的コントロールは良好でした．しかし，減量し始めるとすぐに再燃してきます．酸化マグネシウムを 0.15g/ 日まで減量するのが精いっぱいで，どうしてもそれ以下にできません．緩下剤からの離脱を急ぐあまり，水溶性食物繊維を併用することにしました．水溶性食物繊維を毎日 10.4g/ 日摂取することとして，ようやく酸化マグネシウムを中止できましたが，排便状態はギリギリのコントロールでした．家庭で水溶性食物繊維を継続していただくことにしてフォローを終了しました．以後，当院の外来には一般疾患でも受診することはなく，連絡は途絶えました．

　ある時，当院の治療成績をまとめる必要があり，3 年後にアンケートを郵送しました．便秘は再発していました．再度，治療をお勧めするつもりですが，緩下剤からの離脱を急ぐあまりに，逆にコストのかかる食物繊維指導に流れてしまった問題があったと思っています．慢性機能性便秘といっても，個々の排便機能の成熟度はさまざまです．一部には，緩下剤からの離脱に長くかかるものもあります．一生続くかもしれない疾患を治療しているのだという意識をもって，短兵急に走らず，ゆっくり付き合っていくべきでした．

参考文献
　　1）Morais MB, Vitolo MR, Aguirre AN, et al. Measurement of low dietary fiber in-

take as a risk factor for chronic constipation in children. J Pediatr Gastroenterol Nutr 1999; 29: 132-5.

2) Loening-Baucke V, Miele E, Staiano A. Fiber（glucomannan）is beneficial in the treatment of childhood constipation. Pediatrics 2004; 113: e259-e64.

3) Weber TK, Toporovski MS, Tahan S, et al. Dietary fiber mixture in pediatric patients with controlled chronic constipation. J Pediatr Gastroenterol Nutr 2014; 58: 297-302.

4) Chmielewska A, Horvath A, Dziechciarz P, et al. Glucomannan is not effective for the treatment of functional constipation in children: a double-blind, placebo-controlled, randomized trial. Clin Nutr 2011; 30: 462-8.

5) Yong Han Y, Zhang L, Liu XQ, et al. Effect of glucomannan on functional constipation in children: a systematic review and meta-analysis of randomised controlled trials. Asia Pac J Clin Nutr 2017; 26: 471-7.

6) Staiano A, Simeone D, Del Giudice E, et al. Effect of the dietary fiber glucomannan on chronic constipation in neurologically impaired children. J Pediatr 2000; 136: 41-5.

7) Tse PW, Leung SS, Chan T, et al. Dietary fibre intake and constipation in children with severe developmental disabilities. J Paediatr Child Health 2000; 36: 236-9.

8) Castillejo G, Bulló M, Anguera A, et al. A controlled, randomized, double-blind trial to evaluate the effect of a supplement of cocoa husk that is rich in dietary fiber on colonic transit in constipated pediatric patients. Pediatrics 2006; 118: e641-e8.

9) McClung HJ, Boyne L, Heitlinger L. Constipation and dietary fiber intake in children. Pediatrics 1995; 96: 999-1000.

10) Maffei HV, Vicentini AP. Prospective evaluation of dietary treatment in childhood constipation: high dietary fiber and wheat bran intake are associated with constipation amelioration. J Pediatr Gastroenterol Nutr 2011; 52: 55-9.

Ⓒ プロ / プレバイオティクス

　腸内細菌叢は腸運動にかかわっています．図表9に示したように，**腸内細菌が産生する短鎖脂肪酸や二次胆汁酸はセロトニン分泌を促し，メタン・水素ガスを介して腸管を拡張し，また，腸内の pH を低下させることで腸運動を刺激します**．プロバイオティクスは，腸内細菌叢に影響して，腸運動を活発にして便秘を改善する可能性があります．特に腸管通過遅延型便秘には有効かもしれません．これまでプロバイオティクスそのものと，腸内細菌の栄養分となるプレバイオティクスの研究が

なされてきました.

○プロ/プレバイオティクスの便秘に対する効果

　プロバイオティクスについても，**①便秘児の腸内細菌叢の変化**，**②実際にプロ/プレバイオティクスを便秘の児に投与した際の効果**，に分けてみていきましょう.

①便秘児の腸内細菌叢の変化

　便秘に特徴的な腸内細菌叢構成は，成人ではビフィズス菌，乳酸菌の減少と，バクテロイデス属の増加が多く報告されていますが，子どもでは一定していません.これは，3歳未満の児ではまだ腸内細菌叢が発達段階にあることと，対象とする検体が便なのか，腸管粘膜なのか，また，どの解析方法（培養法か，16S rRNA シークエンス法，quantitative real-time polymerase chain reaction（qRT-PCR）を用いたかによって結果が異なるからです.

　これまでの報告では，Zoppi らが培養法を用いて，慢性便秘の28例（平均年齢8.6歳）の腸内細菌叢を正常排便児14例と比較し，便秘の児ではクロストリジウム属とビフィドバクテリウム属が有意に増加していることを報告しました. Meij らは，便秘の児76例と正常排便児61例（年齢4〜18歳）の腸内細菌叢を multiplex PCR を用いて評価し，便秘の児ではバクテロイデス属と *B. longum* が有意に増加していたと報告しています.

②プロ/プレバイオティクスを便秘の児に投与した際の効果

　プロ/プレバイオティクスの便秘に対する治療効果の研究では，目的としたアウトカムが一定していません. 排便回数なのか，便性状なのか，下剤使用の減量効果なのか，さまざまです. また，「腸内環境を整える」ブームにのって，各乳業，製薬メーカーが自社のそれぞれの菌種，さまざまな菌量で臨床試験を行っており，メタアナリシスはほぼ不可能です.

　これまでに比較的多く評価された菌種は，*Lactobacillus casei rhamnosus*（Lcr）35, *Lactobacillus rhamnosus* GG（LGG），*Lactobacillus reuteri* DSM, *Bifidobacterium lactis, Bifidobacterium longum* などですが，これまでに LGG, *Lcr* 35, L. reuteri の有効性が示されています.

　Bu らは，10歳未満の便秘の児45例を，ランダムに *Lcr* 35群（*Lcr* 35 を 8 × 10^8 CFU/日投与, n=18), 酸化マグネシウム群（MgO を 50mg/kg/日投与, n=

18)，偽薬群（n=9）の 3 群に分けて 4 週間投与し，治療成功を「遺糞のない週 3 回以上の排便」としたときに，成功率は Lcr 35 群で 77.8％，MgO 群で 72.2％と偽薬群の 11.1％に比して有意に高く，特に Lcr 35 群では MgO 群より腹痛のエピソードが有意に少なくなったと報告しています．

　同じ Lcr 35 を用いた報告で，Wojtyniak らは，5 歳未満の便秘の児 94 例を，ランダムに Lcr 35 群（8×10^8 CFU/ 日投与，n=48）と偽薬群（n=46）に分けて 4 週間観察しました．アウトカムは Bu らと同様の治療成功基準としましたが，両群間に差はなく Lcr 35 の有効性は証明されませんでした．

　この 2 論文のメタアナリシスでは，排便回数や遺糞についてはコントロール群と差はなく，腹痛については Lcr 35 群でやや改善している結果（MD：-2.13（95％信頼区間 -7.12-2.87）でした．

　Kubota らによるロイテリ菌による二重盲検ランダム化比較試験では，ロイテリ菌群（L. reuteri 10^8 CFU/ 日投与，n=20），MgO 群（MgO 30 mg/kg/ 日投与，n=19），ロイテリ菌＋MgO 併用群（n=21）の 3 者で比較し，3 群とも排便回数は前値より有意に改善しましたが，便性状に関しては MgO を含まないロイテリ菌群では改善がみられなかったと報告しています．

　プロバイオティクスの種を問わずに行ったメタアナリシス（11 論文，n=965）では，排便回数，治療成功のアウトカムで，いずれもプロバイオティクスの有効性は示されず，**現状では小児の慢性便秘治療にプロバイオティクスを用いるエビデンスはありません**でした．

　結局，NASPGHAN/ESPGHAN とも，プロバイオティクスを便秘治療に推奨していませんが，現在まだこれらを覆すデータはありません．

　一方で，成人の慢性便秘に対して糞便移植（Fecal microbiota transplantation：FMT）の試験が行われています．Tian らは，成人の腸管通過遅延型便秘の患者 60 例を，通常治療に FMT を行った群（n=30）と通常治療のみの群（n=30）に分けて治療効果を比較しました．FMT 群では治療成功例が有意に多く，排便回数，便性状ともに改善しました．通常治療で難治な通過遅延型便秘には，腸内細菌叢が関与しているので，FMT が有用だったのかもしれません．しかし FMT は，成人においても現在まだ慢性便秘の一般的な治療の選択肢に入っていません．

参考文献
　1）　Zoppi G, Cinquetti M, Luciano A, et al. The intestinal ecosystem in chronic func-

tional constipation. Acta Paediatr 1998; 87: 836-41.

2） de Meij TG, de Groot EF, Eck A, et al. Characterization of microbiota in children with chronic functional constipation. PLoS One 2016; 11: e0164731.

3） Bu LN, Chang MH, Ni YH, et al. Lactobacillus casei rhamnosus Lcr35 in children with chronic constipation. Pediatr Int 2007; 49: 485-90.

4） Wojtyniak K, Horvath A, Dziechciarz P, et al. Lactobacillus casei rhamnosus Lcr35 in the management of functional constipation in children: a randomized trial. J Pediatr 2017; 184: 101-105. e1.

5） Kubota M, Ito K, Tomimoto K, et al. Lactobacillus reuteri DSM 17938 and Magnesium oxide in children with functional chronic constipation: A double-blind and randomized clinical trial. Nutrients 2020; 12: 225.

6） Korterink JJ, Ockeloen L, Benninga MA, et al. Probiotics for childhood functional gastrointestinal disorders: a systematic review and meta-analysis. Acta Paediatr 2014; 103: 365-72.

7） Tian H, Ge X, Nie Y, et al. Fecal microbiota transplantation in patients with slow-transit constipation: A randomized, clinical trial. PLoS One 2017; 12: e0171308.

Ⓓ　牛乳除去

　便秘のホームケアとして，「牛乳を飲ませる」「乳製品を摂らせる」と回答した方も多かったのですが，プロバイオティクス，ヨーグルトからの連想で，便秘に対して効果があるような印象を持ったものと思われます．

　便秘に対しては，むしろ牛乳を除去したほうが有効とする報告があります．最初に触れられたのは 1978 年で，Buisseret らの牛乳アレルギー 79 例の報告に，アレルギー症状として下痢，湿疹，喘息と並んで便秘も挙げられています．症例報告としては，1984 年に Chin らが報告した 17 か月男児が最初になります．人工栄養で育てられましたが，生後 5〜6 か月時ころから排便が 5 週間に 2 回程度と排便回数が激減します．この便秘はセンナ，ラクチュロースを含む緩下剤治療にも抵抗性で，全身には入院治療を要するようなひどい湿疹がありました．2 歳半になって牛乳除去を試行したところ，1 週間以内に便は正常化し，毎日排便がみられるようになりました．4 か月間牛乳除去を続けた後に，試しに牛乳を 200 mL 飲ませたところ，腹痛を訴え，便秘が再発しました．再度牛乳を除去し，48 時間後には再び正常排便に戻りました．血液検査では，好酸球数，IgE 値はともに正常で，牛乳の RAST が弱陽性の結果でした．この報告は示唆に富んでおり，便秘の発症時期が生

図表 54 過去の牛乳アレルギーによる便秘の報告

報告者	報告年	n	研究デザイン	CMA 頻度
Iacono	1995	27	Case series	77%
Iacono	1998	65	DB crossover RCT	68%
El-Hodhod	2010	27	Case series	78%
Syrigou	2011	48	Case series	60%
Dehghani	2012	140	Open RCT	34%

CMA : Cows' milk protein allergy
RCT : Randomized controlled trial

後5〜6か月で，そのころから極めて難治性だったところに注目しておきましょう.

この報告の後，牛乳アレルギーによって起こる便秘がありそうだということで，いくつかの試験が行われました. 牛乳アレルギーによる便秘を，牛乳除去で便秘症状が改善し，牛乳の再投与で再び増悪したものと定義すると，これらの報告は図表54のようになります. 改善，増悪の定義は著者によりさまざまですが，主に難治性便秘の児を対象にしているとはいえ，実に34〜78%に牛乳アレルギーが関わっていました.

初めて Iacono の論文を読んだときに驚愕しました. 長期に緩下剤を使っていても，なかなか治癒に至らない慢性便秘の治療に光明がみえた気がしたのです. 翌日から早速やってみました. 著者も最初は元気だったのです. 「お母さんっ！牛乳やめてみましょう！」

2週間たち，3週間たちするうちに元気が削がれてきました. 除去後最初の1週間くらいは，数例は「ちょっといいかな」という感じになるのですが，2週間もたてば元の木阿弥です. 当時フォローしていた123例中19例で試してみましたが，全例無効でした. 結局，報告されているデータは三次施設の難治例が圧倒的で，対象とする母集団がプライマリケアの現場とは大きく異なっているのでしょう.

アレルギー関係の主なガイドラインでは，アレルギーとしての便秘の扱いはそれぞれに異なります. National Institute of Allergy and Infectious Disease（NAID）の食物アレルギーの項目には「便秘」が入っていません. 一方，World Allergy Organization（WAO）と ESPGHAN のガイドラインには食物アレルギーの症状として便秘を入れています. 牛乳アレルギーとしての便秘はまだ確立してはいません. 今後のデータ蓄積が必要です.

○牛乳アレルギーによる便秘の発症機序

　まだ仮説に過ぎませんが，生後早期に牛乳を含めた食物アレルギーによる炎症が消化管に起こると，年齢が長じて機能性消化管疾患（Functional gastrointestinal disorders：FGIDs）に発展することがあると考えられています．つまり，生後早期に消化管へのストレスがかかることによって，消化管壁の透過性が亢進し，刺激に過敏な状態がもたらされます．これでさらに消化管のストレス感受性が亢進し，この悪循環から長期にわたって腸管の炎症が持続することになります．その一方で生後数か月の時期は神経組織が急速に発達する時期でもあることから，消化管の慢性の炎症刺激は Brain-gut axis に長期的な変化をもたらします．

　組織所見では，消化管壁に牛乳アレルギーによる炎症が起きると，粘膜組織～粘膜下組織，深部筋層に至る部位に，好酸球を中心とした細胞浸潤が認められるようになります．これらの細胞顆粒から放出される各種物質（例えば Major basic protein：MBP）が腸上皮細胞のバリア機能を弱め，内臓神経線維の透過性亢進から神経求心路の過敏性をもたらし，内臓知覚過敏が形成されます．これらが重なって腸管の知覚・運動機能異常が起き，FGIDs における腸運動異常，内臓知覚過敏がもたらされると考えられています．

○牛乳除去による便秘への効果

　1995 年に Iacono らは，生後 5 ～ 36 か月の難治性便秘の児 27 例について検討し，21 例は牛乳が関与していたと報告しました．彼らは 1 か月間牛乳除去を行い，便秘が改善したものについて最大 10 日間牛乳を負荷する，食物除去負荷試験を行いました．これが陽性だったものに対して，再び 1 か月間牛乳を除去するプロトコールで行いましたが，図表 55 のように牛乳除去有効群では排便回数は，ほぼ 1

図表 55 ■牛乳アレルギーによる便秘の児に対する除去負荷試験（Iacono 1995）

排便回数	牛乳除去有効群（回／日）n=21	無効群（回／日）n=6
CMP 除去前	0.24 ± 0.10	0.18 ± 0.12
CMP 除去 1 か月後	1.04 ± 0.12 *	0.20 ± 0.13
CMP 再開 10 日後	0.31 ± 0.14	－
CMP 再除去 1 か月後	1.05 ± 0.11 *	－

CMP：Cows' milk protein　　* : $p < 0.005$

日1回の排便となり，除去後わずか3日以内に正常排便となりました．

　また，除去有効群では，過去に牛乳アレルギーの既往があったもの，検査所見で牛乳特異的IgE，β-ラクトグロブリンの皮膚プリックテスト（Skin prick test：SPT），好酸球が陽性であったものが多く，いずれかが陽性であれば牛乳除去が有効である可能性が高いと述べました．

　この試験はブラインド化されていなかったため，彼らは引き続いて1998年に牛乳と豆乳による二重盲検クロスオーバー試験を行いました．この試験では，生後11〜72か月の難治性便秘の児65例を対象にしましたが，44例は除去後に排便回数，便性状ともに改善し，牛乳除去が有効と判断されました．除去有効群では鼻炎，皮膚炎，気管支喘息の合併が多く，肛門の裂傷や紅斑，浮腫所見が多く認められ，肛門粘膜の生検組織では，粘膜固有層と陰窩上皮内に好酸球が浸潤しており，主に好酸球性の炎症病変が認められていました．SPTまたは牛乳特異的IgEのいずれかが陽性であったものは，牛乳除去有効群44例中31例に対し，無効群では21例中4例に過ぎませんでした（p ＜ 0.001）．

　El-Hodhodらは，難治性便秘の児27例中，牛乳除去が有効であったものは21例あり，それらは牛乳やβ-ラクトグロブリンの特異的IgEが高かったと報告しました．この21例について牛乳除去のまま経過観察を続け，耐性獲得の時期を検討しました．除去後6か月の時点で，牛乳の再投与後に便秘が再燃したものは9例中7例（77.7%）でしたが，**12か月の時点では7例中1例（11.1%）のみと，多くのケースで耐性を獲得**していました．

　牛乳による便秘が非IgE依存性の食物アレルギーであるなら，診断には特異的IgEやSPTよりT-リンパ球を介するアトピーパッチテスト（APT）の方が有用かもしれません．また，牛乳のアレルギー症状として便秘をきたすのであれば，他の食物でも同様にアレルギーとして便秘をきたすものはありそうです．Syrigouらは，平均月齢42か月の難治性便秘の児54例でAPTを施行し，牛乳に限らず陽性となった食物をすべて除去しました．除去対象となった食物は，小麦21例，卵16例で，牛乳は3例に過ぎませんでした．これらの食物を8週間除去して，便秘が改善したものは32例中28例あり，食物除去を継続したまま8週後，6か月後，12か月後，24か月後の時点でそれぞれの食物の負荷試験を行い，耐性獲得の時期を検討しました．28例中6か月後には6例，12か月後に19例，24か月後に3例が耐性を獲得し，**大半の児で1年以内，2年以内には全例が耐性を獲得**しました．これらのデータは，El-Hodhodらの12か月で大半が耐性を獲得したとする結果と

よく一致しています.

　どんな論文でもそうですが,「**母集団がどのような対象か**」には注意を払う必要があります.難治性便秘に牛乳をはじめとした非 IgE 依存性食物アレルギーが関わっているものがあることは確かです.しかし,プライマリケアの現場では多くありません.便秘治療の盲点ともいえると思いますが,「食物アレルギーとしての便秘」のプライマリケアにおける頻度については,まだ報告がありません.診断は除去負荷試験によりますが,便秘の診療指針の中での牛乳除去の位置づけについては,まだまだ検討が必要です.除去試験そのものは患者さんへの負担も少ないのですが,慢性便秘全体に占める頻度は比較的稀と思われることから,全例にスクリーニングとして行うのは問題があります.むしろ**便秘の発症が牛乳摂取開始とかかわりがありそうな場合,つまり1歳未満で比較的難治な便秘が発症した場合などでは積極的に行ってもいいかもしれません**.この時期には排便がまんがまだできませんので,それほど難治な便秘をきたすことは多くありません.もし難治性で,他の基礎疾患がなければ,難治性の原因をアレルギーに求めるのは妥当と思われます.また,牛乳のみの除去負荷試験を行うか,あるいは牛乳,卵白,小麦についてアトピーパッチテストを行って陽性となった食物について除去試験を行うかについても,さらなる検討が必要でしょう.最も重要なのは,牛乳アレルギーが関わる便秘のプライマリケアでの調査と,そのような便秘のサブグループの特徴を解明することと思います.しかし,除去試験だけでは Hawthorn 効果によって除去が有効と誤認されることもあります.試験では必ず負荷試験も行って診断を確実にする必要があります.

参考文献
1) Chin KC, Tarlow MJ, Allfree AJ. Allergy to cows' milk presenting as chronic constipation. Br Med J (Clin Res Ed) 1983; 287: 1593.
2) Iacono G, Carroccio A, Cavataio F, et al. Chronic constipation as a symptom of cow milk allergy. J Pediatr 1995; 126: 34-9.
3) Iacono G, Cavataio F, Montalto G, et al. Intolerance of cow's milk and chronic constipation in children. N Engl J Med 1998; 339: 1100-4.
4) Saps M, Lu P, Bonilla S. Cow's-milk allergy is a risk factor for the development of FGIDs in children. J Pediatr Gastroenterol Nutr 2011; 52: 166-9.
5) El-Hodhod M, Younis N, Zaitoun Y, et al. Cow's milk allergy related pediatric constipation: appropriate time of milk tolerance. Pediatr Allergy Immunol 2010; 21: 407-12.
6) Syrigou EI, Pitsios C, Panagiotou I, et al. Food allergy-related paediatric consti-

pation: the usefulness of atopy patch test. Eur J Pediatr 2011; 170: 1173-8.
7) Wegh CAM, Baaleman DF, Tabbers MM, et al. Nonpharmacologic treatment for children with functional constipation: A systematic review and meta-analysis. J Pediatr 2022; 240: 136-49.

E 便秘のホームケア（まとめ）

　ホームケアとして多く行われている**水分摂取，プロ/プレバイオティクスに関しては有効性に納得しうるエビデンスがない，食物繊維に関しては有効性は証明されるものの，実質的には摂取困難**なことを述べてきました．また，牛乳アレルギーとしての便秘については，さらなる検討が必要です．便秘を主訴に受診した児に対して，ホームケアにこだわって時機を失することのないように，最初はまず便秘のメカニズムや治療方針の説明に十分な時間をとります．水分や食物繊維の摂取指導は，治療よりむしろ予防としてとらえられるべきで，卒業間近で治療の終了が近くなったときに再発予防として詳しく話した方がよいと思います．

　一般的な家庭での便秘の予防について話すとすれば，幼児〜学童期の排便習慣について検討した報告が参考になります．起床時間が遅く，朝の排便習慣が確立しないこと，朝食時の米飯摂取と夕食時の副菜（野菜）摂取が少ないことが便秘につながりやすいと報告されています．子どもの食事や生活習慣の確立には，乳幼児期からの食事・生活指導が重要になりますが，特に離乳・補完食時期には粘り強く野菜に慣れさせる必要があります．哺乳類は本能的に自然界で苦みのあるものは毒がある可能性を警戒します．離乳期の赤ちゃんが野菜を嫌う所以ですが，少なくとも8〜10回は目の前において食べさせると慣れるといいます．また，幼児〜学童期に早寝，早起き，朝ごはんを習慣づけることも大切でしょう．

参考文献
1) 藤谷朝実, 奥田真珠美, 十河 剛, 他. 3歳から9歳児における機能性便秘の頻度と生活時間・食習慣との関連. 日本小児科学会雑誌 2016; 120: 860-8.

A 初診から Disimpaction 〜 維持療法まで （図表 56）

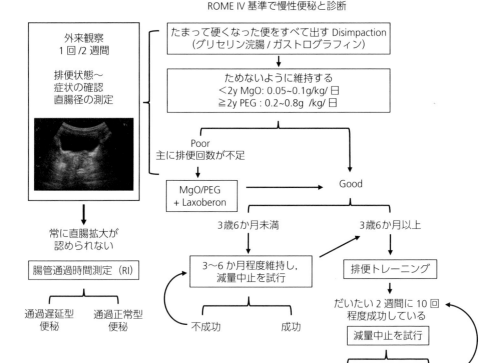

図表 56 ■ プライマリケアでの便秘の治療（当院）

▶ぶっちゃけて言えばこう！

　便秘の「治癒」とは，薬を使わなくてもほぼ毎日排便があって，Bristol scale type 4 程度の硬さで，排便時に痛みがない快便状態がずっと続くということと思います．これを目指します．また，長期にわたる治療についてきてい

ただくためには，治療のアウトラインについて充分なわかりやすい説明が必要
です．巻頭の「保護者への説明資料」を活用してください．
　○初診日
　　まず排便日誌（図表57）をつけて2週間観察します．これは，
　　　① ROME IV 診断基準に則って正確に診断する．
　　　②治療前の排便状態を記録に残す．
　　　③排便日誌は少し複雑なところもあるので，保護者に記録に慣れていた
　　　　だく．（保護者への説明資料⇒【診断～排便日誌のつけ方】参照）
　　の目的があります．
　○再来一日目（2週間後）
　　排便日誌を確認し，記録の不備を修正して，保護者が記載に迷った部分を
再度説明します．腹部超音波検査で直腸内の便貯留状態を評価し，肛門部の
視診，直腸指診を行って直腸内の便塊の有無を確認します．
　　便秘と診断されたら，まず，治療のアウトラインについて説明します．説
明すべきポイントは，
①便秘のメカニズムと，大人の便排出障害型便秘に移行させないために子ど
　ものうちに治療することの重要性（保護者への説明資料⇒【治療の道すじ】
　参照）
②治療の3ステップ（Disimpaction（便塊除去），やや軟らかめの便性状で
　ほぼ毎日の排便を目指す維持療法，排便トレーニング）と治療期間（保護
　者への説明資料⇒【治療の道すじ】参照）
についてです．排便トレーニングについては，維持療法が確立した後に説明
します．
　　時間があれば便秘のホームケア（水分摂取，食物繊維，プロバイオティク
ス）について，保護者への説明資料⇒【診断～排便日誌のつけ方】を用いて
簡単に説明します．

●Disimpaction
　　経直腸の方法として，グリセリン浣腸2mL/kgを1日1回, 3～7日間
施行します．（テレミンソフト®坐薬を用いる方法もあります）
　　浣腸など一般的なやり方でDisimpactionが困難な例に対しては，ガスト
ログラフィン注腸を行いますが，直腸穿孔に注意します．
　　経口法として，欧米のガイドラインではPEG 1.0～1.5g/kg/日を3～6

日間連日内服する方法も紹介されていますが，日本では保険適応がありません．
○再来二日目以降
Disimpaction が成功していれば，維持療法に移ります．

1）治療イメージの説明

　まず，慢性便秘の「治癒」って何でしょうか？　常識的に考えて**「治癒」とは，一切薬を使わなくてもほぼ毎日排便があって，Bristol scale type 4 程度の硬さで，排便時に痛みがない快便，しかもその状態がずっと続く**ということと思います．便秘治療にあたっては，この「治癒」を目指していくわけですが，まず「便秘」の訴えで初診したら，実際の排便状態を確認します．保護者に排便日誌を 2 週間程度記録してもらいますが，この日誌はやや複雑なところがあるので，保護者への説明資料⇒【診断～排便日誌のつけ方】を用いて充分に説明し，記載方法を覚えていただく必要があります．この 2 週間の観察記録で ROME IV 診断基準に則って便秘の診断を行い，治療前の排便状態を記録に残します．

　便秘と診断されたら，まず，治療のアウトラインについて説明します．説明すべきポイントは，
①**便秘のホームケア**…保護者への説明資料⇒【診断～排便日誌のつけ方】
②**便秘のメカニズムと大人の便秘への移行**…保護者への説明資料⇒【治療の道すじ】
③**治療の 3 ステップと治療期間**…保護者への説明資料⇒【治療の道すじ】
④**行動療法を用いた排便トレーニング**…保護者への説明資料⇒【排便トレーニング】
です．これらの保護者への説明資料は巻頭のページの通りですが，以下のアドレスにアクセスすればダウンロードできます．

http://www.chugaiigaku.jp/images/benpi

　治療ステップは 3 つに分かれます（図表 56）．① **Disimpaction（便塊除去）**，②**維持療法**，③**排便トレーニングの 3 ステップ**です．「Disimpaction」では，たまって硬くなっている便をすべて排出しきって，その後は便塊を貯めないようにします．「維持療法」で緩下剤を用いてストレスのない排便を維持しますが，この状態ではまだ薬に頼っていますから，「排便トレーニング」で 1 日 1 回，とにかく何が何で

も排便することを覚えさせて，排便習慣を確立してから卒業させます．

　急性期治療が得意な小児科医にとって，Disimpaction から維持療法の確立までは快適です．プライマリケアを訪れる便秘の児では，Disimpaction に 3 日〜 1 週間かかり，維持療法の確立までが 1 〜 2 か月，長くて 3 か月程度ですから，ここまでは便秘に苦しんでいた親子に感謝されます．しかし，ここから大変なのです．**とにかく維持療法期間が長い**．二次，三次の総合病院や消化器専門病院の医療と違って，町医者ではここに大きなハンディがあります．三次病院に紹介される子は，その多くが便秘治療で苦しみまくって，あちこちのお医者さんに行ってダメだった子でしょう．保護者は「もう，ここの先生しかいない」という思いで病院を訪れます．それに対して町医者の場合は「この先生がダメだったら他に行こう」感覚で，しかも，当初は医療者に依存的で「自分は何もできないので，お医者さんが治療してください」というスタンスです．町医者は保護者との間に初めから強固な信頼関係があるわけではありません．治療に移る前にこの 3 ステップのアウトラインをお話しし，維持療法確立までの間に信頼関係が築かれないと，延々と続く維持療法が持ちこたえられません．ましてや，漫然と薬を処方するだけの維持治療など許されるものではありません．

　維持療法で，多くの児で排便トレーニングが開始できる発達年齢 3 歳 6 か月以前は，緩下剤が中止できないかどうか数か月に 1 回は減量中止にトライします．しかし，減量中止にこだわってコントロール不良に陥り，硬便で排便時の痛みが繰り返されると排便がまんの癖をつけかねませんので，短期間に頻繁に減量中止をトライすることは好ましくはありません．しかし，慢性便秘の診断基準に合致したといっても，一時的な排便障害のこともあるかもしれません．減量中止のトライの目的は，一時的な排便障害にすぎないものを長期間，漫然と治療してしまわないことと，保護者に長期間の維持治療を納得していただくことです．この間に「やはり腹を据えて治療しないと，この児の便秘は治らないんだ」と実感し，来るべき排便トレーニングに主体的・積極的に参加する覚悟を醸成していきます．保護者も医療者も一緒になって子どもを中心にした同じチーム，同じ立場で治療しないと，便秘の治癒は望めません．

　この治療の流れをまとめると，排便トレーニングが可能な年齢までは，（治癒できるケースもあるので）緩下剤の減量中止を時々トライしてみる，排便トレーニングが可能な年齢になったら，トレーニングを確立して治癒させる，という道すじになります．

2) 治療の実際 (図表 56)

① 排便日誌

　治療開始にあたって，まず排便日誌を記録します．この日誌の形式は小児慢性便秘症診療ガイドライン作成委員会のサイト (http://www.jspghan.org/constipation/ishi.html) からダウンロードもできますし，自分の診療方針にあった形で作ることもできます．例として当院で用いているもの (図表 57) を示しますが，当院では集計しやすいよう 1 ページ 28 日間の記録として，また便性状の Bristol scale のタイプは，外来で話がしやすいよう数字からアルファベットに置き換えています (type 7 = type A のように)．

　便秘の訴えで受診された際には，まずこの日誌を 2 週間記録します．特に 1 歳未満の児では一時的な排便障害のことも多く，便秘の訴えで受診しても実際に記録をつけてみると，正常排便に戻っていることもあります．ここでは ROME IV 基準を参考に便秘に相当するかどうかを判断し，診断基準に合致した例，あるいは強く疑われる例ではそのまま治療に移ります．治療中の受診は，原則として 2 週間に一度として，その都度日誌で排便状況を確認します．

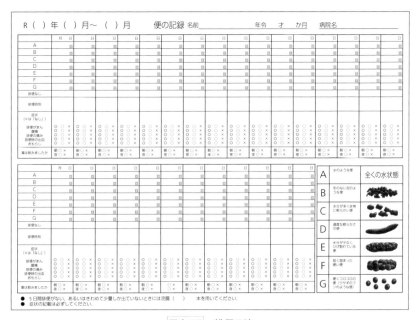

図表 57 ● 排便日誌

　また，ポイントとなる症状も詳しく記載していただきます．便秘にかかわる症状として，この日誌では排便がまん，腹痛，排便時の痛み，排便時の出血，遺糞（「おもらし」としています）の5症状を記録するようにしています．いずれも便秘の維持療法では重要な症状ですが，とりわけ維持療法中には排便時痛，排便時出血はあってはならないものです．前述のように便性状が良好になっても，腹痛が残るものは過敏性腸症に近い病態と考えられ，治癒までに時間がかかりますので，腹痛の項目も重要です．保護者によっては，排便時痛と腹痛を混同している方もあります．排便時痛は「ウンチしたときのお尻の穴の痛み」，腹痛は「おなかの痛み」と説明しています．

　排便トレーニングを開始した後は，排便時刻も重要な意味を持ちます．排便トレーニングは家庭で一定時刻に行っていただくわけですが，**排便トレーニングが成功しているかどうかは，実際の排便時刻がトレーニング時刻に一致しているかどうかで見ます．**図表58 は，遺糞のために当院を受診した小学生男児のものですが，治療前（上段）の状況は，4週間で16回の排便があり，排便時刻は午前7時から夜の19時までバラバラです．下段は酸化マグネシウムを投与して64週

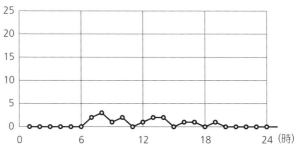

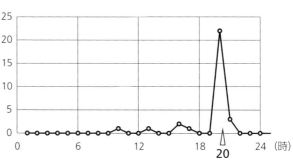

図表58 排便トレーニング時刻と実際の排便時刻の一致

後の状態です．20 時に排便トレーニングを行うようにしていますが，排便回数は 4 週間で 30 回，排便時刻は 20 ～ 21 時に集中していることがわかります．つまり，この児ではほとんどトレーニングによって排便できているのです．この児はその後早々に治療薬を漸減中止して，治癒に至りました．その後，風邪などで受診した際に排便状態を尋ねていますが，以後数年間にわたって再発していません．

② Disimpaction

　初診時には直腸内で便が詰まった状態になっていますから，これを出さずにいきなり緩下剤を飲ませても，結腸内の便だけが軟らかくなり，遺糞をきたしかねません．まずは**直腸内で固まってしまった便塊をすべて出してしまいます**．生理食塩水による高圧浣腸を用いる場合もありますが，外来では一般にグリセリン浣腸を使います．これは潤滑剤であると同時に，腸を刺激して排便を促します．稀ですが，腹痛や迷走神経反射による嘔気・嘔吐，蒼白をきたすことがあります．この場合は浣腸液を温めるか，減量することで対処できます．また，ガストログラフィン注腸のところにも記載したように，カテーテルを入れる際には左側臥位にして，とにかく乱暴にしないことが重要です．十分な便塊除去が達成できるまで続けますが，多くの場合は**グリセリン浣腸 2mL/kg を 1 日 1 回, 3 ～ 7 日間続けることで Disimpaction が達成できます**．7 日間やっても改善がなければ，電解質異常をきたす可能性もありますので，別の方法に切り替えましょう．テレミンソフト（ビサコジル®）坐薬を用いる方法もあります．逆性石けんによる浣腸が行われたこともありましたが，大腸炎などの重大な副作用があり，現在は勧められません．

　海外のガイドラインでは，ポリエチレングリコール（Polyethylene glycol：PEG, モビコール®）を用いる方法が紹介されています．この有効性に関する報告では，PEG 1.5g/kg/ 日を 6 日間経口投与した群（n=44）と, dioctyl sulfosuccinate sodium 浣腸（商品名 Klyx®オランダ）1 日 1 回を 6 日間連日施行した群（n=46）とを比較して，便塊除去成功率は PEG 群で 68％，浣腸群で 80％（p=0.28）と有意な差はなかったと報告されています．PEG 群では遺糞をきたしたものがやや多かったのですが, PEG は非侵襲的で肛門処置を要さないことが利点です．このガイドラインでは Disimpaction の第一選択として，PEG 1.0 ～ 1.5g/kg/ 日を 3 ～ 6 日間連日内服させる方法が示されています．しかし，日本では現在まだこの方法には保険適応がありません．

　たまに浣腸や坐剤に全く反応しないものがあります．このようなケースは生理食塩水による洗腸も無効なことが多く，以前は摘便せざるを得ませんでした．摘便処置はやる方もストレスですが，やられる子どものほうはさらにひどいストレスです．それしか方法がなかったので，やむなく泣き叫ぶ子どもを押さえて摘便するわけですが，とりあえず便を出しても，子どもとの信頼関係は崩壊します．処置がトラウマとなった子どもは，その後 1 年近くは病院のマークをみただけで泣きます．
　救世主はガストログラフィン®注腸でした．

症例

　症例は，2 歳 9 か月の男児です（図表 59）．1 歳 6 か月頃に便秘を発症しましたが，浣腸処置を繰り返しており，肛門の診察・処置に対して強い恐怖心を持っていました．初診時には直腸内に巨大な便塊があり，腹部超音波断層検査では径 47.9 mm と計測されました．まず，グリセリン浣腸を行いましたが全く反応はなく，ガストログラフィンで Disimpaction することにしました．ガストログラフィン 25 mL を微温湯 125 mL に溶いて注腸，全量注腸 5 分後に撮られたのが右の写真ですが，超音波断層像同様に直腸内に 47.8 mm の巨大便塊があります．この児はその後 3 日連続で軟らかい便を排出し続け，Disimpaction は成功しました．

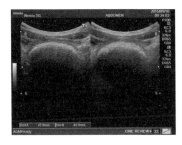

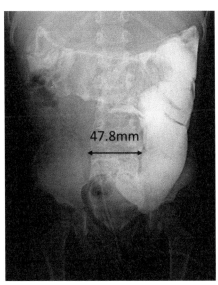

（上）施行前の腹部超音波断層像
直腸内に 47.9 mm に達する巨大な便塊を認める．

（右）ガストログラフィンで造影された直腸内に巨大便塊があり，超音波断層像とほぼ同サイズである．便貯留は横行結腸にまで及んでいる．

図表 59　ガストログラフィン注腸を行った症例（2 歳 9 か月男児）

参考文献
1) 日本小児栄養消化器肝臓学会, 日本小児消化管機能研究会, 編. 小児慢性機能性便秘症診療ガイドライン. 東京: 診断と治療社; 2013.
2) Bekkali NLH, van den Berg MM, Dijkgraaf MGW, et al. Rectal fecal impaction treatment in childhood constipation: enemas versus high doses oral PEG. Pediatrics 2009; 124: e1108-15.

Ⓑ 維持療法

▶ぶっちゃけて言えばこう！

　維持療法薬剤は, 安全性と有効性から浸透圧下剤が最も望ましいと考えられます. PEG, 酸化マグネシウム, ラクチュロースが用いられますが, 2歳以上ではPEGが, 2歳未満では酸化マグネシウムが第一選択薬です.

1) 浸透圧下剤

①ポリエチレングリコール (Polyethylene glycol: PEG, モビコール®)

　PEG投与量は, 0.4g/kg/日 (0.2〜0.8g/kg/日) が目安となりますが, 原則は添付文書上の投与量に従います (図表61).

　PEGは腸内の電解質バランスが崩れるのを防ぐために, わざわざ電解質を添加して浸透圧を調整しています. ですから, かなりしょっぱく飲みにくいのが問題です. リンゴジュース, カルピスなど甘味のある飲み物に混ぜると飲みやすくなりますが, 子どもに薬を飲ませるのには, ある程度の気合も必要です. 看護師さんが直接, 外来現場で服薬させてみることも大事です. 第三者が飲ませることでスムースにいくこともよく経験されます.

　PEGには粒子径の異なる成分が含まれていることから, 輸送中に分離します. これを分包することで一包あたりに含まれる成分がばらつきます. このためメーカーは分包を推奨しませんが, 現場では, 特に減量中に微調整が必要になることから, 当院では薬局に無理を言って分包してもらっています. 増減量は, メーカーは「増量は2日以上の間隔をあけて行い, 増量幅は1日量として1包までとする」としていますが, 当院では増減量幅は一日量として0.2〜0.5包, 間隔は排便状況をみながら2週間程度としています.

　排便トレーニングでは, 1日1回の排便とtype 4前後の軟らかすぎない便

性が重要ですが，PEG ではこの排便回数と便性状の両立がしやすく，ウンチがすっきり出る感覚（快便感）が得やすいため，現時点で2歳以上の子どもの慢性便秘症の第一選択薬です．

難点は，飲みにくいことに加えて，値段が高いこと，2歳以上でないと保険適応がないことです．

②酸化マグネシウム（Magnesium oxide: MgO）

子どもの便秘に最も頻用されている緩下剤ですが，実は小児便秘に対して正式な保険適応がなかったことから，現在改めて治験中です．

酸化マグネシウムは，制酸剤としての作用と緩下剤としての作用があります．本剤は小腸からは5〜10%程度しか吸収されずに，大半は結腸内に移行します．結腸内ではその浸透圧勾配によって水分を腸管内に引き込んで便を軟化させます．治療効果は，一般に用いられる投与量ではラクチュロースより有効で，2歳未満の便秘の児の第一選択薬と思われます．

問題は高マグネシウム血症をきたす可能性と，カルシウム・アルカリ症候群の2点ですが，いずれも小児では極めて稀なもので，未熟児や腎機能が低下しているケース，大量のカルシウム製剤を投与しているケースを除いて，ほぼ問題になるものではありません．

マグネシウム製剤の小児投与量は，慣例上，酸化マグネシウムとして 0.05〜0.1 g/kg/日，分2で使われています．

③ラクチュロース（モニラック®，ピアーレ®，リフォース®）

便秘の治療薬ですが，高アンモニア血症に対する作用もあります．PEG やマグネシウム製剤より治療効果は悪いのですが，長年用いられてきた実績と安全性から，PEG やマグネシウム製剤が使えない場合の第2選択薬，また1歳未満の便秘の第一選択薬になります．

2）膨張性下剤

高吸収性ポリマーです．腸管内で水分を含んでゲル化するため，水分調整剤として，水分過剰な下痢にも，便秘の硬便にも有効です．サイリウム（Psyllium）や過敏性腸症に保険適応のあるポリカルボフィルカルシウムが代表ですが，便秘に対する作用は弱く，保険適応もありません．

3）刺激性下剤

腸管神経叢を直接刺激して，腸液分泌と腸運動を高めます．アローゼン®，プルゼニド®，漢方薬に含まれるダイオウなどのアントラキノン系誘導体と，

ラキソベロン®として知られるピコスルファートナトリウム，商品名テレミンソフト®のビサコジルなどのジフェニール系誘導体があります．アントラキノン系誘導体では結腸黒色症の報告がありますが，機能的に問題になるものではなさそうです．これらの下剤がくせになるとしたエビデンスはありませんが，小児では長期の安全性の観点から，第一選択は浸透圧下剤として，刺激性下剤は補助的な位置づけです．刺激性下剤のうちではジフェニール系誘導体が望ましいと考えられます．

4) 新規に開発された緩下剤

ルビプロストン（アミティーザ®），リナクロタイド（リンゼス®），胆汁酸トランスポーター阻害剤のエロビキシバット（グーフィス®），セロトニン4受容体作動薬のプルカロプライドなどがあります．これらは主に成人の難治性便秘に対して開発され，現在臨床使用されているものでは有効性も確立していますが，子どもと大人の便秘メカニズムは異なります．プライマリケアを訪れる子どもでは腸運動が障害されているものはほとんどないと思われます．小児科領域では現行の保険適応のある薬剤と酸化マグネシウムで便秘治療は可能です．新規に開発された緩下剤はいずれも小児適応はありません．

Disimpaction して直腸内をいったん空にしたら，あとは溜め込ませないことが重要です．この目的で使う緩下剤は，大きく分けて①**浸透圧下剤**，②**膨張性下剤（バルク形成性下剤）**，③**刺激性下剤**，④**分泌性下剤の4つに分類されます**．便秘は，直腸内で水分吸収が進行して便が硬くなることが問題なわけですから，便に水分を与えて軟らかくするか，通過を早めて水分吸収する隙を与えないかのいずれかを行うことになります．①，②，④は硬便に水分を与えるもの，③が通過を早めるものです．緩下剤の選択にあたっては，各薬剤の作用機序と効果，安全性を十分に見極める必要があります．また，小児適応があるかどうかも重要です．

JCOPY 498-14584

Column 下剤はくせになる？　ならない？

　「下剤はくせになるから使わないほうがいい」，「下剤をずっと使っ
ていると，だんだん量を増やさないと効かなくなる」という話をよく
聞きます．下剤はくせになるのでしょうか？　「くせになっている」
ということは，腸管機能が障害されて，刺激性の薬がないと腸運動が
起こらないという意味でしょう．また，「だんだん量を増やさないと
効かなくなる」のなら，薬剤耐性が誘導されているのでしょう．

　まず，下剤の種類から．直腸内に水分を引き込んで便を軟らかくす
るタイプの薬（浸透圧下剤，膨張性下剤，分泌性下剤）については，
その作用機序は便中の水分を増やすだけなので，くせになりません．
問題となるのは刺激性下剤です．

　これを細かくみていきましょう．刺激性下剤はさらにジフェニール
系とアントラキノン系に分かれます．

　ジフェニール系はピコスルファートナトリウム（ラキソベロン®），
ビサコジル（テレミンソフト®）が代表です．ジフェニール系薬剤は，
胃や小腸では代謝されずに大腸に届き，腸内細菌の作用でジフェニー
ル体に変化して作用を現します．

　アントラキノン系の方が作用はやや強く，この中には，大黄を含む
漢方薬（大黄甘草湯，防風通聖散，麻子仁丸など），センナ，センノ
シドがあります．センナも植物由来ですが，漢方薬だから，植物由来
だからといって安心というわけではありません．このアントラキノン
系薬剤については，長期投与で結腸黒色症（大腸偽メラノーシス）を
きたす可能性があります．これは成人の慢性便秘患者の 12〜31 %
に認められ，活性型となったアントラキノン系薬剤が結腸壁表面の細
胞を障害し，死んだ細胞がマクロファージで貪食されて黒色のリポフ
スチンとなり，これが結腸壁に沈着するために結腸壁が黒くなるもの
です．確かにあまり感じのいいものではありませんが，これでも機能
的な障害をきたすことはありません．原因となった薬剤を中止するだ
けで，通常 1 年程度で消失します．また，刺激性下剤で耐性を誘導
することも稀とされています．一方，刺激性下剤の長期投与が大腸が

んのリスクを高めうるかどうかについては，まだ結論が出ていません．
　まとめるとアントラキノン系以外では結腸黒色症の報告はなく，結腸黒色症をきたしたとしても臨床的に意味があるものではなさそうです．現時点では，刺激性下剤がくせになる，腸管機能に悪影響を及ぼす，大腸がんとのかかわりがあるといったデータ，エビデンスはありません．
　しかし，副作用のエビデンスがないからといって，子どもで刺激性下剤を漫然と長期に用いるべきではありません．刺激性下剤はあくまで第2選択，あるいはレスキューとして用いるべきものと思います．

参考文献
　1）Müller-Lissner SA. Adverse effects of laxatives: fact and fiction. Pharmacology 1993; 47 (Suppl 1): 138-45.
　2）Nesheiwat Z, Al Nasser Y. Melanosis Coli. 2021. In: StatPearls.

1）浸透圧下剤

　浸透圧下剤は，子どもの便秘の維持療法薬剤として第1選択です．ポリエチレングリコール，酸化マグネシウム，ラクチュロースの3者があります．海外では流動パラフィン（ミネラルオイル）も用いられています．これは腸管壁をオイルでコーティングして，便からの水分吸収を抑制するもので，ポリエチレングリコールとほぼ同等の有効性も示されています．しかし，同時に各種栄養素の吸収も阻害される懸念があり，本邦には便秘に対する医薬品としては導入されていません．

① ポリエチレングリコール　Polyethylene glycol（PEG：モビコール®）

　PEGは高分子化合物で，PEG 3350（分子量3350g/mol）とPEG 4000（分子量4000g/mol）の2種があります．PEGは腸管内で水分子と結合して，便中の水分を保持することで便の容積を増やし軟化させますが，腸管からは極めて少量しか吸収されません．半減期は4〜6時間で，最終的にはほぼ全量が便中に排出されます．
　また，腸内細菌叢に対する影響も軽微で，安全性は高いとされています．過去に長期投与中に行動異常をきたした報告があり，同時に吸収されるエチレングリコール類からneurotoxinが産生されるためではないかとされましたが，その後の検討では，PEG長期投与例でも，正常コントロールとの比較でneurotoxinのレベルに

差はなく，問題はありませんでした.

　日本に導入されているのは PEG 4000 に電解質（Na,K）を添加した製品で，2018年から EA ファーマ社・持田製薬社よりモビコール®として保険収載され，小児でも使えるようになりました. 飲んでもらうとわかりますが，かなりしょっぱいのが気になるところです. **便秘に対する作用は，高分子の PEG によって腸管壁を介して浸透圧勾配を作り，腸管内に水分を引き込む効果によりますが，これに伴って血中の電解質も腸管内に移行し，電解質バランスが崩れる恐れがあります**. これを防ぐ目的で，血中浸透圧と等圧になるようにわざわざ電解質を添加してしています（図表 60）. このため，少し飲みにくくなってしまいました. 小児ではきちんと飲めていた子が 37％しかいなかったとの報告もあります. メーカーが飲みやすくする工夫をホームページ上で紹介していますので，参考にしてください.（https://medical.eapharma.jp/sites/default/files/hcp/medical-support/material/pdf/MVC-N-2-PM-00204.pdf）. リンゴジュース，ヨーグルトなど甘味のあるジュースに混ぜると，比較的塩味が隠され，飲みやすくなるようです. 重要なことは，PEG は水分を保持する作用で効果を表すわけですから，**十分な水分量（例: モビコール 1 包あたり 60 mL 以上）で溶いて，保持水分を多くすることです**. そのまま飲める児はそれでもいいのですが，水分を別に多めに摂らせましょう.

　PEG の作用機序から，併用薬剤の吸収を抑えてしまう可能性もあります. 特に

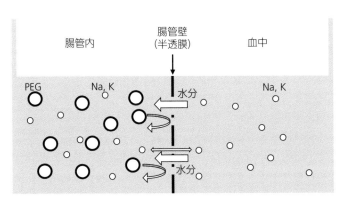

○PEG4000 は，腸管壁を介して膠質浸透圧の勾配を作り，水分を腸管内に引き込む.

○Na, K は腸管壁を介して等圧となるように調整してあり，Na, K が腸管内に失われないようにしている.

図表 60　モビコール®に電解質を添加している理由

図表 61 ● モビコール®の投与量

年齢	初回投与量	最大投与量	分割回数
2歳以上7歳未満	1回1包を1日1回	1日量として4包 (1回量として2包まで)	1〜3回
7歳以上12歳未満	1回2包を1日1回	1日量として4包 (1回量として2包まで)	1〜3回
12歳以上〜成人	1回2包を1日1回	1日量として6包まで (1回量として4包まで)	1〜3回

半減期の短い製剤（例えばジギタリス，抗けいれん剤，抗凝固剤，免疫抑制剤）では注意が必要です．

　電解質を添加しない PEG も，海外では用いられています（本邦未発売）．モビコール同様に便性を改善し，腸内細菌叢に影響することなく，腸管通過時間を短縮し，排便回数を増加させます．電解質を添加していないにもかかわらず，便中への電解質喪失は，短期的に問題になるレベルにはなく，血中エチレングリコール類濃度の有意の上昇も認められていません．ただし，3か月以上連用した場合の安全性のデータはなく，現時点では長期にわたる便秘の維持療法には好ましくありません．

　投与量は，一般に PEG として 0.2〜0.8 g/kg/ 日で用いられますが，本邦で使われているモビコール®は PEG 4000 が 6.5625 g 含まれる他に，塩化ナトリウム，炭酸水素ナトリウム，塩化カリウムが添加されています．**それぞれに粒子径が異なるために，輸送中の振動によって薬剤が分包内で偏ってくる可能性があります**．このため，一包を崩して体重に応じて細かく分包することは勧められていません．しかし，添付文書によるモビコールの投与量は図表 61 のようになり，実際の現場で「快便感」が得られるように便性をコントロールしようとすると，どうしても微調整が必要になります．また，減量中止を試行する際にも 1 包ずつの減量単位では極端すぎます．製剤成分の多少の偏りは覚悟の上で，当院では薬局に無理を言って分包してもらっています．

　維持投与量は，排便状況によって増減させますが，添付文書では「増量は 2 日以上の間隔をあけて行い，増量幅は 1 日量として 1 包までとする」としています．これは，国内の治験で初回の排便までの間隔が中央値 2 日であったことによっていますが，**現実的には排便状況をみながら，ゆっくり 2 週間程度の間隔で調整したほうがよいでしょう**．先は長いのです．また，当院では増減量幅を 1 日量とし

て 0.2～0.5 包としています.

○PEG の治療効果

　治療効果に関しては，2 つの RCT によるメタアナリシス（n=101）で，PEG 群では排便回数が前値より平均 2.61 回 / 週（95％信頼区間: 1.15-4.08）増加し，偽薬群より有意に改善しました.

　PEG の至適投与量について，Nurko らは PEG 3350 の投与量を 0.2 g, 0.4 g, 0.8 g（/kg/ 日）として比較しています. 2 週間継続したところ，PEG 群は投与量にかかわらず 73～77％が治療に反応し，とりわけ 0.4 g / kg/ 日投与群の便性改善効果が最も良好でした. 0.8 g / kg/ 日群では腹痛と遺糞をきたしたケースもあったことから，彼らは **0.4 g/kg/ 日を PEG の至適治療開始量**としています.

　他の浸透圧下剤同様に，PEG は用量依存性に効果が強くなります. PEG 投与量 0.3 g / kg/ 日（低用量群 n=46）と 0.7 g / kg/ 日（高用量群 n=44）の RCT では，両群とも治療成功率はほぼ同等（リスク比 0.9, 95％信頼区間: 0.78-1.03）でしたが，低用量群では排便回数がやや少なく，追加治療を要するものがあったこと，排便時痛がやや多く，家族の満足度も低かったとしています.

　PEG とラクチュロースとの比較では，6 つの RCT（n=465）によるメタアナリシスで，PEG 群の排便回数はラクチュロース群より平均 0.70 回 / 週（95％信頼区間: 0.10-1.31）多く，下剤や浣腸などの追加治療を要したものは PEG 群で 18％（27 / 154 例），ラクチュロース群では 30％（47 / 150 例）と，PEG 群で有意に少ない結果でした（リスク比 0.55, 95％信頼区間: 0.36-0.83）. また，Candy らは，Disimpaction 後の維持療法として PEG またはラクチュロースを投与し，3 か月間の投与期間中にラクチュロース群では 23％が再燃したのに対して，PEG 群では再燃がみられなかった（p=0.011）と報告しています.

　ミルマグ（milk of magnesia）として知られる水酸化マグネシウム（Mg(OH)$_2$）との比較試験のメタアナリシス（3 RCTs, n=211）では，PEG 群はミルマグに比して，排便回数が平均 0.69 回 / 週（95％信頼区間: 0.48-0.89）多くなりましたが，両者の差は実質的にほとんどないといってもいいレベルでした.

　PEG と水酸化マグネシウム，ラクチュロースの 3 者を比較した成績があります. 平均排便回数の増加は，水酸化マグネシウムが 4.67 回 / 週と，PEG（3.56 回 / 週）やラクチュロース（3.16 回 / 週）に比して有意に多かったのですが，水酸化マグネシウム群では遺糞が残存し，下痢をきたした頻度も高かったとしています.

　残念ながら，本邦で比較的処方例の多い酸化マグネシウム（MgO）と PEG の比較データはありません．

　子どもの便秘治療で最も大切なのは**「快便感」**です．1 日 1 回，便がスルッと出てすっきりする，この感覚です．いくら排便回数が多くても，軟らかすぎる便ではこの感覚は望めません．便秘の成人の便排出障害型への移行メカニズムには「排便時痛」がカギとなります．多くの便秘の児は，この排便時痛の「トラウマ」から，排便をがまんする癖がついています．この「トラウマ」を解除するには，長期間にわたって「ウンチって気持ちいいんだ」という感覚を覚えこませる必要があります．緩下剤の治療効果の評価基準もここに重点が置かれるべきと思います．

　酸化マグネシウムを用いていて，排便回数を確保しようと薬を増量していくと，便は思いっきり軟らかくなり，水様便にまでなってしまうものがあります．よくある話で，治療中の保護者から「子どもが保育園でおもらしするので何とかしてほしい」と言われ，type 5 程度の便になるように減量します．そうすると今度は排便回数が激減してしまうのです．これまでは排便回数の方を重視していましたので，保護者に「出ないよりはましだから」と説明して不都合に耐えてもらったり，刺激性下剤であるラキソベロンを併用して腸運動を刺激したりしていました．確かに，この状態から排便トレーニングに持ち込んで治癒に至ったケースも多いのですが，もう少しうまくやれないものか疑問が残っていました．PEG の登場後，このようなケースは PEG に変更することで排便回数と便性状が両立できるようになりました．

　当院のデータで，酸化マグネシウムから PEG に切り替えた際の変化を示します（図表 62）．28 例の児（男 11 例，女 17 例）で，PEG に切り替えた時の年齢は平均 4 歳 2 か月（標準偏差 22.4 か月）です．酸化マグネシウムの投与量は平均 0.075 g/kg/ 日で，5 例はラキソベロンを 1 日 3 〜 7 滴併用していました．これらのケースでは，酸化マグネシウムを開始して平均 2 か月くらいで排便日数と便性状の両立が難しくなっていました．

　酸化マグネシウム（MgO）から PEG に変更して 4 週間後のデータを示します．PEG の平均投与量は 1.1 ± 0.46 g/ 日と多めですが，排便日数は，MgO 投与中平均 13.8 ± 5.6 日 /4 週間から，PEG に変更後には 21.1 ± 5.2 日 /4 週間と有意に改善しました．

　便性状スコアは，Bristol scale のタイプをそのまま点数化し，例えば type 7 を 7 点として 2 週間の平均的な便性状を示していますが，両群間で有意な差は認められませんでした．しかし，快便感に最良と考えられる type 4, 5 に相当する便性状

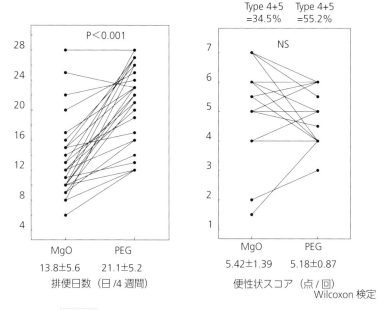

図表 62 　MgO から PEG 切り替え時の治療効果比較（n＝28）

となったものは，MgO 投与中は 34.5％に過ぎなかったのに対して，PEG に変更した後には 55.2％に増加しました．**PEG では排便日数と便性状の両立ができている**ことが示されています．

　PEG と浣腸処置の比較試験もあります．両群間で 4 週間の治療後に排便回数の差は認められませんでした．しかし，基礎疾患のない慢性便秘の児を浣腸で連日治療することは，肛門処置が繰り返されることになり好ましくありません．

　また，PEG と食物繊維との比較試験では，平均年齢 6.7 歳の児に食物繊維（アカシア，サイリウム，フルクトースの混合）16.8 g/ 日と PEG 0.5 g/kg/ 日を，それぞれ 50 名ずつに 8 週間投与した報告があります．「改善」と判定されたものは，食物繊維群で 77.8％，PEG 群では 83％といずれも良好で，有意な差はありませんでした．しかし，きちんと内服できたものは，PEG 群 96％に対して食物繊維は 72％に過ぎなかったとされています．

○PEG の問題点

　腸管からほとんど吸収されないので全身性の副反応は少なく，消化管に関わるも

のがほとんどです．重度の副作用は報告されておらず，いずれも鼓腸，腹痛，吐き気，下痢，頭痛といった軽微なものばかりでした．

　一方，アレルギー反応が稀ながら報告されています．PEG は保湿剤としてスキンケア製品や外用液剤の安定剤，坐薬の基剤として広く用いられています．このため，これらですでに感作されていればアレルギー反応は起こりえます．最近話題になったコロナワクチンの副反応のアナフィラキシーも，同様に PEG に感作されていることで起こります．

　薬価も問題です．酸化マグネシウムが錠剤（250 mg，330 mg，500 mg いずれも同じ薬価）で 5.7 円に対して，モビコール® は 1 包当たり 80 円と高価です．

　しかし，外来で最も問題となるのは，薬の量が多く飲みづらいことでしょう．

参考文献

1） Williams KC, Rogers LK, Hill I, et al. PEG 3350 administration is not associated with sustained elevation of glycol levels. J Pediatr 2018; 195: 148-53.

2） Gordon M, MacDonald JK, Parker CE, et al. Osmotic and stimulant laxatives for the management of childhood constipation. Cochrane Database Syst Rev 2016: CD009118.

3） Nurko S, Youssef NN, Sabri M, et al. PEG3350 in the treatment of childhood constipation: a multicenter, double-blinded, placebo-controlled trial. J Pediatr 2008; 153: 254-61.

4） Dziechciarz P, Horvath A, Szajewska H. Polyethylene glycol 4000 for treatment of functional constipation in children. JPGN 2015; 60: 65-8.

5） Candy DC, Edwards D, Geraint M. Treatment of faecal impaction with polyethylene glycol plus electrolytes（PGE+E）followed by a double-blind comparison of PEG+E versus lactulose as maintenance therapy. JPGN 2006; 43: 65-70.

6） Saneian H, Mostofizadeh N. Comparing the efficacy of polyethylene glycol（PEG），magnesium hydroxide and lactulosein treatment of functional constipation in children. J Res Med Sci 2012; 17（1 Suppl1）: S145-9.

7） Quitadamo P, Coccorullo P, Giannetti E, et al. A randomized, prospective, comparison study of a mixture of acacia fiber, psyllium fiber, and fructose vs polyethylene glycol 3350 with electrolytes for the treatment of chronic functional constipation in childhood. J Pediatr 2012; 161: 710-5.

Column お薬を飲まない児

とみもと小児科クリニック　看護師　久保澤美幸

　日々の外来業務の中で，保護者から薬が飲めないと相談されること
は多く，当院では看護師が直接指導を行っています．服薬困難のある
児やご家族にとって，飲みにくい薬の内服はとても負担となり，つら
いものです．

　そのような児に対して，これまでは当院でも剤型の変更や，内服回
数を減らす，また，ジュース類をはじめ各種の混ぜ物を試す，様々な
飲み方の工夫を行うことなどで，何とかアドヒアランスの改善に努め
てきました．しかし，そのような工夫をもってしても，服薬困難の児
が服薬できるようになったのは59％に過ぎません．

　一方で，服薬困難児であっても，私たち看護師や園の保育士などの
第3者が服薬させると，すんなり内服できることがよく経験されます．
やはり，薬をきちんと飲ませるのにはある程度の「気合」も必要なの
でしょう．しかし逆に，保護者が一生懸命に努力していても，子ども
が頑として薬を拒否しているケースで，医療関係者は「保護者の努力
不足」と一方的に切り捨てて，積極的な働きかけがなされていない場
合もありました．保護者は誰の協力も得られず，服薬自体をあきらめ
ることもあります．

　このような経験から，服薬指導を混ぜ物や口頭による指導によらず
に，実際に外来現場で看護師が直接服薬させる指導を行ってみました．

　症例は，保護者が服薬指導を希望した37例で，性別は男18例，
女19例です．年齢は平均3歳4か月ですが，1〜4歳が32例を占
めます．うち15例は1年以上服薬困難が続いていました．しかし，
そのような子でも，園で保育士さんが飲ませると8割の子どもはき
ちんと内服します．

　私たちが外来で直接指導したところ，実に35例（95％）の児が服
薬できました．うち28例は以後も家庭で処方薬の2/3以上は飲め
るようになりました．成功例は，指導前からすべてを拒否していない
もの，指導後にきちんと飲めたことをほめられて，本人がポジティブ

な明るい気分で帰ることができたものでした.

　以下に当院で行っている服薬指導のポイントを示します.

- 保護者には, なるべく混ぜ物をせずに, 直接飲ませるように伝える.
- 子どもに対して, 薬の必要性を説明する.
- 薬は散剤として, 細かくすりつぶし, 少量の水で溶いてスポイトを用いて与薬する.
- 暴れる児は多くはありませんが, はじめからタオルでくるんで手が出ないようにした方が, むしろスムーズに服薬できます.
- 口を開けたら薬をスポイトで少しずつ入れて, 飲み込むことができたらほめます.

　あるきっかけで服薬困難が始まることがあり, その際はアドヒアランスを考慮した処方に変更します. しかし, 最も大事なのは, 私たちが介入して, 母一人に服薬を任せっきりにしないことです. 成功した際には, 大いにほめて, 内服できたという自信を持たせ, 子どもがポジティブな気分で帰ることが重要です.

　また, 一度の指導にとどまらずに, その都度保護者と連絡を密に取り合い, 励まし, 受診時に声掛けすることがとても大切だと思います.

症例　3歳女児

　1歳の時に無理やり飲ませてから, 服薬困難が始まりました. すべての薬を拒否し, 口に入れると嘔吐し, 服薬に時間がかかるために母自身がイライラしてしまうとのことで, 服薬指導に至りました. 児に説明した後に, 少量の水とスポイトを用いて散剤を溶かして10～15分かけて服薬させました. 指導の際には, まず看護師が薬をなめてみせて, 根気強く向き合うことで, その回はスムーズに服薬できました. しかし, その後も家庭では服薬の拒否が続き, 母の希望もあってほぼ毎月来院し, 看護師と一緒に服薬しました. 約5か月にわたって指導し, 来院時にはこまめに声をかけることで服薬可能となりました.

JCOPY 498-14584

② 酸化マグネシウム（Magnesium oxide: MgO）
○子どもにもよく使われる緩下剤

マグネシウム製剤としては，酸化マグネシウム MgO（カマ，マグミット錠®）とクエン酸マグネシウム Mg citrate（マグコロール®），水酸化マグネシウム Mg(OH)₂（ミルマグ錠®）があります．マグコロール®は大腸検査や腹部の外科手術前の前処置剤として用いられるもので，便秘の適応はありません．子どもの便秘治療に最も多く用いられるのは酸化マグネシウムですが，昔からよく使われている製剤ということで，正式な治験をすることなく汎用されています．厳密には小児での保険適応はありません．2022 年現在，この問題を解消するためと，より飲みやすい製剤にした形で小児での治験が行われています．

酸化マグネシウムは，胃内で胃酸（HCl）と反応して塩化マグネシウム（MgCl₂）となり，胃酸の中和作用を現します．胃内がアルカリに傾くことでガストリンの分泌が促進され，胃の蠕動も亢進します．**腸内では難吸収性の重炭酸塩（Mg(HCO₃)₂），または炭酸塩（MgCO₃）となって，小腸からは 5 ～ 10%程度しか吸収されません．** 残りは結腸内に移行して腸管壁内外に浸透圧勾配をもたらし，腸管内に水分を引き込んで便を軟化させます．また，浸透圧作用以外でも小腸分泌を増加させるコレチストキニンやプロスタグランジンの放出作用，水分子透過の制御に関わるアクアポリン産生作用もあり，全体として腸管分泌を亢進させます．さらに一酸化窒素 NO を介して消化管運動を亢進し，カルシウムと拮抗してカルシウムイオンの平滑筋細胞への流入を阻害して，平滑筋の緊張を緩め，腸管内腔を拡大します．これらによって腸管通過時間も短縮します．

各マグネシウム塩の作用は，硫酸マグネシウムが最強で，以下水酸化マグネシウム，クエン酸マグネシウム，酸化マグネシウムの順に作用が優しくなります．

マグネシウム塩単独の効果を比較した Placebo-controlled trial はありませんが，前述のように PEG とミルマグ（Mg(OH)₂）との比較で，排便回数に関しては PEG との有意差はありません．

本邦でまだ PEG が利用できなかった時代に，当院でラクチュロースと酸化マグネシウムの治療効果を，非盲検のクロスオーバー試験で比較したことがあります（図表 63, 図表 64）．対象は初診の便秘の児 53 例で，年齢は中央値 2 歳 11 か月です．便秘の診断は ROME III 基準によっています．便塊除去の後に，ラクチュロースないしは酸化マグネシウムを 3 週間投与して，2 週間の休薬期間をおいた後に，もう一方の薬剤を 3 週間投与して，それぞれの薬剤投与期間中の排便状態を比較

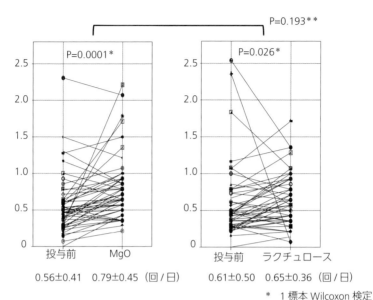

P=0.193**

P=0.0001*

P=0.026*

投与前　MgO

0.56±0.41　0.79±0.45（回 / 日）

投与前　ラクチュロース

0.61±0.50　0.65±0.36（回 / 日）

*　1 標本 Wilcoxon 検定
** Mann-Whitney 検定

図表 63　酸化マグネシウムとラクチュロースの排便回数に対する効果

しました．結果，図表 63 のように，排便回数についてはいずれの薬剤も有意に改
善し，両者の有効性には差がありませんでしたが，便性状スコアについては，酸化
マグネシウム投与中の方が有意に改善していました（図表 64）.

　この試験以降，当院では酸化マグネシウムを第一選択として，排便時痛のない
type 4～5 前後の便性状を目標として投与量を調整する，もし排便回数が確保でき
なければ腸管刺激の目的でラキソベロン 3～5 滴を併用するといった方針で維持療
法を行ってきました．多くの児では，これでコントロール可能なのですが，前述の
ように一部に排便日数と便性状の両立が困難になる児があり，現在は 2 歳以上の
児では PEG が第 1 選択になっています.

○酸化マグネシウム製剤の副反応

　2008 年，厚労省は医薬品・医療機器等安全性情報において，**酸化マグネシウム
投与後に高マグネシウム血症をきたした成人の 15 例を報告し，そのうち 2 例が死
亡に至った**ことから，本剤投与中の高マグネシウム血症に関する注意喚起を行いま
した．腸管内のマグネシウムは，血中に吸収されたのちに腎から排出されますが，

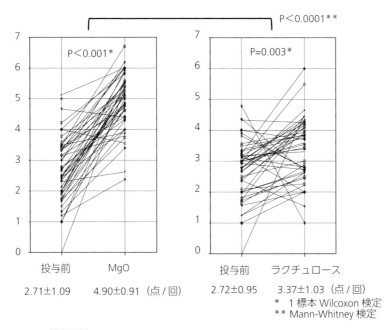

図表64 酸化マグネシウムとラクチュロースの便性状に対する効果

健康な人では腎の再吸収でこの量がコントロールされ，血中マグネシウム濃度は平衡が保たれています．高齢者で腎機能が落ちている場合に摂取量が過剰であれば，このバランスが崩れて呼吸抑制，不整脈や心停止，意識障害につながることがあるのです．

　この警告以前から，高マグネシウム血症をきたす可能性は何度も指摘されており，当院では酸化マグネシウム投与4〜8週間後には血清マグネシウム濃度を測定する方針としていました．図表65は慢性便秘で酸化マグネシウムを投与した107例の児で，血清マグネシウム濃度を269回測定した結果です．**酸化マグネシウムの投与量は，0.02〜0.11g/kg/日でしたが，血清マグネシウム濃度は全例1.9〜2.8mg/dL の範囲に収まっており，3.2mg/dL 以上の問題となるレベルに達したものはありません**．Tatsuki らも，酸化マグネシウムを1日平均0.6g（範囲0.5〜0.8g）を1か月以上投与した120例で，投与群の血清マグネシウム濃度は2.4mg/dL（範囲2.3〜2.5mg/dL）となっており，正常コントロール群の2.2mg/dL（範囲2.0〜2.2mg/dL）に比して有意に高いものの，危険なレベルに達したものはなかったと報告しています．

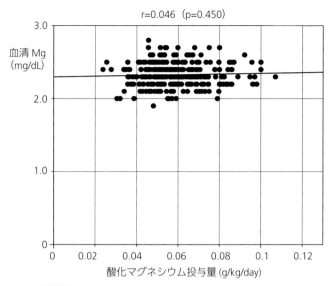

図表65 ■ 酸化マグネシウム投与中の血清マグネシウム濃度
(n＝107例: 測定回数 269回)

　**ほとんどの小児では腎機能は正常ですので，血中マグネシウム平衡は正常に保た
れます**．酸化マグネシウムは子どもでは安全と考えられますが，やはり腎機能障害
のある例や腎機能が未熟な乳児では注意が必要です．また腸のイレウス時には，マ
グネシウムが腸管内に長くとどまって吸収が増えることで，高マグネシウム血症を
きたす恐れがあります．酸化マグネシウム投与後には，血清マグネシウム濃度を一
度はチェックしておくのが望ましいと思われます．

　血清マグネシウムの危険域は，成人で 4.9 ± 2.0 mg/dL，小児で 4.3 ± 1.1 mg/
dL とされています．このレベルを超えて，6〜12 mg/dL 程度になると中枢神経系
の毒性が高まり，鎮静作用や倦怠感が現れ，筋弛緩作用から呼吸抑制が起こります．
15 mg/dL 以上では心毒性が顕性化し，血圧の低下，徐脈，房室ブロックなどが起
こり，死に至るとされています．

　もう一つ気になるのは**カルシウム・アルカリ症候群（＝ミルクアルカリ症候群）**
の問題で，これも主に高齢者に酸化マグネシウムを投与する際の留意点として指摘
されています．

　1915 年，Sippy らは消化性潰瘍に対して，ミルクとクリーム，重炭酸ナトリウム，
マグネシウムを含んだアルカリに治療効果があることを報告し，以後この治療が消

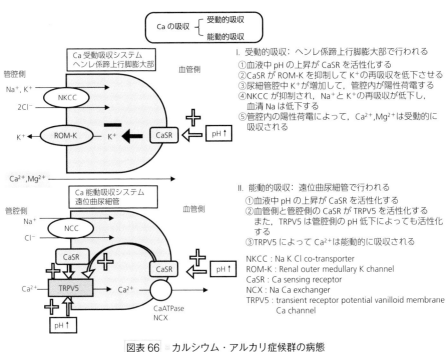

図表 66 ■ カルシウム・アルカリ症候群の病態

（Patel AM, et al. Nutrients 2013; 5: 4880-93 を改変）

化性潰瘍の治療として普及しました．その後，この治療中に高カルシウム血症，代謝性アルカローシス，腎不全，組織カルシウム沈着をきたす例が報告され，1949年に Burnett らによりミルクアルカリ症候群としてまとめられました．この問題から 1970 年代には非吸収性制酸剤が開発され，以後はこの症候群は激減します．

　1990 年代になり，高齢者の骨粗鬆症が脚光を浴び，その予防法としてカルシウムの摂取が推奨されるようになりました．一方，高齢者では便秘の治療としてマグネシウム製剤を用いている人も多く，カルシウム製剤と併用する人も珍しくはありません．これに伴って本症が再興しました．本症は消化性潰瘍のミルクアルカリ治療から，サプリメントとしてのカルシウム製剤が主たる原因となったことから，カルシウム・アルカリ症候群と呼称されようになりました．

　本症の病態理解のためには，まずカルシウムの吸収を理解する必要があります．詳細は図表 66 の解説で述べていますが，簡単に言うと，**カルシウムの吸収はヘンレ係蹄上行膨大部で行われる受動的吸収と，遠位曲尿細管で行われる能動的吸収が**

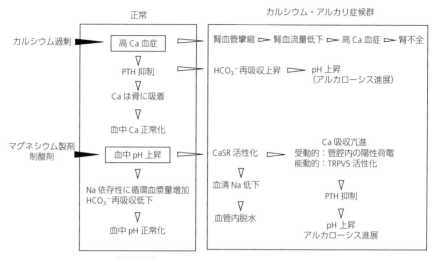

図表67　カルシウム・アルカリ症候群の成立

あり，血中 pH の上昇（アルカローシス）があると，受動的にも，能動的にも，カルシウムは吸収されやすくなります．また，それに伴ってナトリウムの再吸収低下が起こります（図表66）．

　正常では，カルシウム過剰があっても，副甲状腺ホルモン（Parathyroid hormone：PTH）が抑制されることで，余剰カルシウムは骨表面に吸着されて，徐々に骨に取り込まれます．**特に骨端線閉鎖前の小児では，全体のカルシウム代謝が骨を形成する方向にシフトしているためか PTH は抑制されやすく，高カルシウム血症が起きたとしても骨に取り込まれて緩衝されやすい状態となっています．**ところが，高齢者ではこの緩衝作用が期待できません．

　カルシウム・アルカリ症候群においては図表67 のように，過剰なカルシウム製剤によって高カルシウム血症が起こり，骨吸着による緩衝がなされないと，腎血管が収縮して腎糸球体血流量が低下します．カルシウム排泄も低下しますので，さらに高カルシウム血症が持続する結果になり，これが長期に続くと，いずれ腎の石灰化や腎不全が起こってきます．

　また，マグネシウム製剤をはじめとした制酸剤は血中 pH を上昇させますが，正常では Na 依存性に循環血漿量が増大し，重炭酸塩（HCO_3）の再吸収が低下して pH は正常に保たれます．

　一方で，pH の上昇はカルシウム感受性レセプター（Ca sensing receptor：CaSR）

の活性化刺激となるため，受動的にも，能動的にもカルシウム吸収が亢進します．また，尿細管腔の陽性荷電によってナトリウムの再吸収が低下，低ナトリウム血症によって循環血漿量は減少し，血管内脱水が惹起されます．高カルシウム血症によって PTH も抑制されますので，重炭酸塩（HCO$_3$）の再吸収が亢進して pH はさらに上昇し，代謝性アルカローシスが進行します．

　このようにして**高カルシウム血症と代謝性アルカローシスは，相互に作用しながら悪循環に陥っていき，高カルシウム血症，高重炭酸血症，腎機能障害，腎石灰化からなるカルシウム・アルカリ症候群が発症します**（図表 67）．このスタートラインは血中のカルシウム過剰であり，高齢者では骨にカルシウムが取り込まれる緩衝作用が低下しているために，この一連の反応が起こりやすいのです．

　また，この高カルシウム血症は，サプリメントとして摂取したカルシウムが原因となることが多く，一般の食事に含まれるカルシウムは吸収率が劣り，摂取過剰が起こりにくいとされています．**実際にカルシウム・アルカリ症候群の報告例は，骨粗鬆症のためにカルシウム・ビタミン D 製剤を長期に摂取している高齢者が圧倒的**で，小児例はダウン症に合併した 3 歳児の一例があるに過ぎません．「ミルクアルカリ症候群」の名称から，ミルク中心の乳児にアルカリ製剤を併用することがリスクになると誤解されやすいのですが，カルシウム・アルカリ症候群と理解すべきで，**あくまでもビタミン D・カルシウム製剤の投与に，マグネシウム製剤（アルカリ）の併用，あるいは高カルシウムをきたしやすい基礎疾患のあるものがリスク**となります．

　1 歳未満の便秘の乳児で，マグネシウム製剤を用いなければならないケースは少ないと思われますが，小児ではカルシウムの過剰があっても，骨の緩衝作用によって本症の引き金にはなりにくいため，まず問題になることはないと考えられます．しかし長期にわたってカルシウム製剤と酸化マグネシウムを併用する場合には，血中カルシウムのモニターが必要になるかもしれません．

　マグネシウム製剤の小児投与量は，治験がなされていないことから正式なものではありませんが，慣例上多くは酸化マグネシウムとして 0.05〜0.1 g/kg/ 日，分 2 で使われています．

参考文献
1）冨本和彦. 小児期慢性便秘の治療−酸化マグネシウムとラクチュロースの効果比較−. 外来小児科 2016; 19: 141-9.

2）Tatsuki M, Miyazawa R, Tomomasa T, et al. Serum magnesium concentration in children with functional constipation treated with magnesium oxide. World J Gastroenterol 2011; 17: 779-83.

3）Swain R, Kaplan-Machlis B. Magnesium for the next millennium. South Med J 1999; 92: 1040-7.

4）Patel AM, Adeseun GA, Goldfarb S. Calcium-alkali syndrome in the modern era. Nutrients 2013; 5: 4880-93.

5）冨本和彦, 金城 学. 北日本の一地域における母乳栄養児のビタミン充足状態評価. 日児誌 2018; 122: 1563-71.

③ ラクチュロース

ラクチュロース（モニラック®, ピアーレ®, リフォース®）は合成二糖類で, 便秘に対する作用と高アンモニア血症に対する作用があります. ヒトにはラクチュロースを単糖類に分解する酵素がないので, 小腸内で分解されずに結腸に移行します. そこで腸内細菌により分解・発酵して低分子の有機酸（乳酸, 酢酸など）となるため, **腸内 pH が低下して腸蠕動が促進**されます. ラクチュロースそのものも**腸管壁を介した浸透圧勾配**によって, 水分を腸管内に引き込んで便を軟化させます.

一方, 腸内の pH 低下は, 腸管内でアンモニア産生の減少, 吸収抑制をもたらしますので, ラクチュロースを投与すると血中アンモニアは低くなります.

ラクチュロースは, この発酵のプロセスからガスの産生が多く, 蠕動促進効果もあわせて腹痛や鼓腸などの副作用がありますが, いずれも軽いもので, あまり問題になりません.

治療効果に関して, マグネシウム製剤同様にラクチュロース単独の Placebo-controlled trial はありませんが, 他剤との比較 RCT が数多くなされています. 前述のように PEG や酸化マグネシウムより効果は弱く, 水酸化マグネシウム（Milk of magnesia）との比較試験でも, 有意な差ではありませんが, 排便回数で 1.51 回 / 週（（95％信頼区間: 0.39-2.63 回 / 週）少なかったとされています.

食物繊維, センナ, 水溶性食物繊維（Partially hydrolyzed guar gum: PHGG）との比較試験では, 排便回数に関して有意差はなく, 治療効果はほぼ同等と考えられています.

まとめると, ラクチュロースは有効性こそ PEG や酸化マグネシウムより劣るものの, 長年にわたって広く用いられてきた実績と重い副作用の報告がない点か

ら, ESPGHAN/NASPGHAN のガイドラインでは PEG が使えない場合の第二選択薬剤とされています.

ラクチュロースは, 通常 1 日 0.5〜2 mL/kg を分 3 で経口投与します.

2) 膨張性下剤 (バルク形成性下剤)

バルク形成性下剤は繊維が主成分のため, その作用は食物繊維を大量に摂らせたことと同じになります. 大胆に言ってしまうと, おむつによく使われている高吸収性ポリマーの親戚です. サイリウム (Psyllium) やメチルセルロース (Methylcellulose), 小麦デキストリン (Wheat dextrin) など, また過敏性腸症に保険適応のあるポリカルボフィルカルシウム (Polycarbophil calcium: コロネル®, ポリフル®) があります. ポリカルボフィルカルシウムは, 内服後に胃酸によってカルシウムが切り離され, 腸内でポリカルボフィルとなって, 水分を吸収してゲル化します. 主に下痢型過敏性腸症に用いられ, 過剰な水分を吸い取って便性を改善します. 一方で便秘に対しても有効です. **ポリカルボフィルのゲルが水分を保持したまま結腸内を通過**するので, 便の容積が大きくなって腸管運動を誘発し, 便も軟らかくなり排便しやすくなります.

ポリカルボフィル自体は体内に吸収されないので安全性も高いのですが, 切り離されたカルシウムによって高カルシウム血症をきたす恐れがあります. したがって高カルシウム血症をきたしやすい病態や活性型ビタミン D 製剤投与中の患者では要注意です. 便秘に対する治療効果は弱く, 小児の適応もありません.

成人にはポリカルボフィルカルシウムとして 1 日量 1.5〜3.0 g を分 3 回で投与しますが, PEG 同様に充分な水分を摂取する必要があります.

3) 刺激性下剤

刺激性下剤は腸管神経叢を直接刺激して, 結腸運動と腸管分泌を亢進させます. いわば, 腸管神経叢にムチ打って動かしている形となるために, 腸管神経叢や腸管粘膜への障害が危惧されてきましたが, 作用の強いアントラキノン系の薬剤についてすら, 現時点でその障害作用について臨床的に証明されたデータはありません 【コラム「下剤はくせになる? ならない?」参照】. しかし, **小児領域では, 長期的安全性の面から短期の補助的投与にとどめるか, 難治性便秘における第二選択薬以下の位置にとどめるべきでしょう.**

刺激性下剤は, あくまでも浸透圧下剤で効果不充分の時, 特に排便回数が確保で

きないときに併用して良い効果が期待できます．しかし，その場合でも比較的長期投与となることからジフェニール系のもの（ラキソベロン）が望ましいと思われます．

刺激性下剤にはアントラキノン系誘導体とジフェニール系誘導体があります．

① アントラキノン系誘導体

センナ，アロエ，生薬に含まれるダイオウやアローゼン®，プルゼニド®などです．これらの薬剤は薬理成分のセンノシドを含み，腸内細菌で代謝され，活性型となって作用を現します．腸管に対しては結腸運動刺激作用のみならず，腸管からの水分吸収阻害作用によっても便秘を改善します．小児でのプラセボ対照比較試験の報告はなく，他の薬剤との比較試験も質の高いものはありません．市販薬として漢方処方や植物由来をうたい，あたかも医薬品よりも優しい便秘薬のように誘導している広告がありますが，植物由来であってもセンナはセンナなので，特に小児においては長期投与を避けるべきです．

② ジフェニール系誘導体

ジフェニール系誘導体はラキソベロン®として知られるピコスルファートナトリウム，テレミンソフト®のビサコジルが代表です．胃，小腸に対する作用はほとんどなく，大腸に到達して腸内細菌によって活性型〔bis（p-hydroxyphenyl）pyridyl-2-methane：BHPM〕となり，結腸運動を刺激し腸管分泌を促します．もともとは大腸内視鏡の前処置薬で，短期間の投与を前提にした薬剤ですが，小児の慢性便秘の適応もあることから長期投与される例も少なくありません．

便秘治療時の投与量は図表 68 のようですが，作用の発現は内服 6〜8 時間後なので，就寝前投与が効果的です．

テレミンソフト®坐薬は，直腸内に挿入して 60〜80 分後に作用が現れます．

図表 68　ラキソベロン®の標準的投与量

6 か月以下	2 滴	0.13mL
7〜12 か月	3 滴	0.20mL
1〜3 歳	6 滴	0.40mL
4〜6 歳	7 滴	0.46mL
7〜15 歳	10 滴	0.67mL
成人	10〜15 滴	0.67〜1.0 m L

1 日 1 回上記の基準で経口投与する

ラキソベロン®同様に結腸の蠕動運動を促しますので，急性腹症が疑われる場合には禁忌です．また，肛門部の裂創，直腸炎のある場合も患部を刺激するため，禁忌とされています．

　ジフェニール系誘導体の有効性の評価を行った小児のプラセボ対照比較試験はありませんが，成人領域で慢性便秘患者 367 例を対象にした RCT があります．ピコスルファートナトリウムを 4 週間投与した群では，排便回数が週 3 回以上となったものが 51.1％と，偽薬群に比して有意に増加し，QOL も改善したと報告されています．

参考文献
1) Mueller-Lissner S, Kamm MA, Wald A, et al. Multicenter, 4-week, double-blind, randomized, placebo-controlled trial of sodium picosulfate in patients with chronic constipation. Am J Gastroenterol 2010; 105: 897-903.

4) 新規に開発された緩下剤

　成人では，スタンダードな治療で効果がない難治性便秘に対して，新しい薬が開発されています．ちょっと注意しておかなくてはならないのは，新薬はこれまでのものより優れているといった印象を持ってしまうことです．新薬の多くはまず成人領域で開発されますから，成人では従来の薬に比べてそれなりの治療効果があります．しかし，成人の便秘と小児の便秘は違います．

　子どもでの治験が大変なことから，成人向けの薬を体重換算して外挿し，小児用量とすることがよく行われています．臨床上やむを得ない側面はあるのですが，子どもと大人の薬物動態は異なります．子どもの便秘では，まれな腸管通過遅延型便秘を除いては，腸管の機能障害をきたしているものは極めて少ないと考えられます．一方で成人の便秘では大腸通過遅延型はいうに及ばず，便排出障害型便秘であっても半数には腸管機能障害を合併します．つまり，**腸管運動を亢進する作用のある薬剤は成人では有効ですが，子どもでは効果が期待できないことになります**．成人で有効な薬が必ずしも子どもでも有効というわけではありません．

　さらに，概して新薬は高価なことが多く，プライマリケアでは保護者の負担も考慮しなければなりません．新薬のほとんどは小児の保険適応がなく，保険診療としてはほぼ認められません．プライマリケアで用いた場合はほとんど査定対象になりますし，小児の便秘治療は PEG など保険適応のある薬剤と酸化マグネシウムで充

分可能です．むしろコントロール困難なケースでは，服薬状況の評価と，場合によってはアラームサインを再評価して，基礎疾患が本当に隠れていないかを検討すべきと思われます．

新しく開発された緩下剤は，分泌促進剤 prosecretory agents として，ルビプロストン（アミティーザ®），リナクロタイド（リンゼス®），胆汁酸トランスポーター阻害剤としてエロビキシバット（グーフィス®），セロトニン 5-HT4 受容体作動薬としてプルカロプライドなどがあります．現在保険収載されているのは，アミティーザ，グーフィス，リンゼスの3薬剤にとどまります．いずれもまだ小児適応はありません．

① ルビプロストン（アミティーザ®）

ルビプロストンは，主に小腸上皮の Chloride Channel-2（ClC-2）受容体を活性化し，Cl⁻ イオンを腸管腔内に分泌させます．腸管腔内は陰性に荷電するため，血中から Na⁺ イオンが腸管腔内に引き寄せられ，そこで NaCl となります．これで腸管腔内の浸透圧が高くなり，水分が腸管内に分泌されることになります（図表69）．

成人では，二重盲検ランダム化比較試験（n=237）で，ルビプロストン 48 μg/日を4週間投与し，排便回数，便性状，排便困難，便秘の重症度がいずれも有

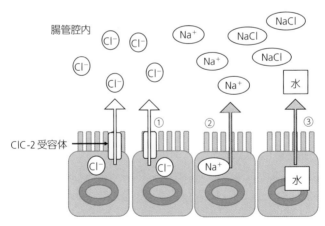

①小腸上皮の ClC-2 受容体を活性化し，Cl⁻イオンを腸管腔内に分泌
②腸管内が陰性に荷電して Na⁺イオンが腸管内に移動
③NaCl の浸透圧勾配で水が腸管内に移動する

図表69 ● ルビプロストンの作用

JCOPY 498-14584

意に改善したと報告されています.

　小児での検討は，対照もなく盲検化もされていない「ケースシリーズ」に相当すると考えられるスタディですが，慢性便秘の児 124 例（平均年齢 10.2 歳）に，ルビプロストン 12 μg/ 日，24 μg/ 日，48 μg/ 日のいずれかを 4 週間投与したところ，用量依存的に排便回数が増加しました.

　一方，最近 Benninga らが報告した多施設共同研究では，6〜17 歳の慢性便秘患児 606 例を，ルビプロストン 24 μg/ 日（n=233）と 48 μg/ 日（n=171）のいずれかを 12 週間投与した群と偽薬群（n=202）に分けて，排便回数の変化を比較しています. 投与前より排便回数が週 1 回以上増え，9 週間にわたって週 3 回以上の排便がみられたものを治療に反応したものとすると，ルビプロストン群では 18.5％，コントロール群で 14.4％が治療に反応しましたが，両者間に有意な差はありませんでした. Benninga らは，成人との成績の違いについて，小児と成人の便秘の定義，メカニズム，主要評価項目の違い，重症例が多かったことなどを挙げています.

　成人ではルビプロストンとして 1 回 24 μg を 1 日 2 回投与することとしています.

参考文献

1) Barish CF, Drossman D, Johanson JF, et al. Efficacy and safety of lubiprostone in patients with chronic constipation. Dig Dis Sci 2010; 55: 1090-7.
2) Hyman PE, Di Lorenzo C, Prestridge LL, et al. Lubiprostone for the treatment of functional constipation in children. JPGN 2014; 58: 283-91.
3) Benninga MA, Hussain SZ, Sood MR, et al. Lubiprostone for pediatric functional constipation: randomized, controlled, double-blind study with long-term extension. Clin Gastroenterol Hepatol 2021; S1542-3565 (21) 00393-1.

② リナクロタイド（リンゼス®）

　リナクロタイドは，もともとは，大腸菌の産生する熱安定性エンテロトキシンによる分泌性下痢症の研究から発見されたもので，グアニル酸シクラーゼ C（Guanylate cyclase C: GC-C）受容体刺激薬です. GC-C 受容体が刺激されると，上皮細胞内の cGMP が増加し，その作用によって Cl⁻ イオンが腸管内に分泌されます. 以後はルビプロストンと同様，水分を腸管内腔に引き込みます（図表 70）. また，大腸の知覚過敏を抑える作用もあり，主に便秘型過敏性腸症の治療に用い

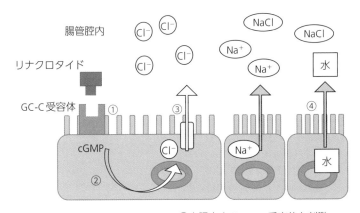

①小腸上皮の GC-C 受容体を刺激
②小腸細胞内 c GMP が増加
③Cl⁻イオンを腸管腔内に分泌
④NaCl の浸透圧勾配で水が腸管内に移動する

図表 70 ● リナクロタイドの作用

られます.

　成人では便秘型過敏性腸症，慢性便秘に適応があり，1 日 1 回 0.5 mg を用い
ますが，症状により 0.25 mg に減量します．小児での治療成績は限られたもの
しかありませんが，Baaleman らの報告では，慢性便秘（n=60），便秘型過敏性
腸症（n=33）の児（平均年齢 14.7 歳）に用いて，投与 2.5 か月後で 42 〜 45％
の例に有効でしたが，下痢や腹痛，嘔気，鼓張の頻度が 27％と高く，治療を中
断したケースも多かったとしています.

参考文献

　1）　Baaleman DF, Gupta S, Benninga MA, et al. The use of linaclotide in children
　　　with functional constipation or irritable bowel syndrome: A retrospective chart
　　　review. Paediatr Drugs 2021; 23: 307-14.

③ 胆汁酸トランスポーター阻害剤（エロビキシバット：グーフィス®）

　胆汁は，肝臓でコレステロール酸化によって合成されますが，そのままでは組
織障害を起こしますので，通常はコール酸やグリシン，タウリンと結びついて，
抱合胆汁酸の形で胆のうに貯えられています．腸管に分泌されると，脂肪をミセ
ル化して吸収しやすくします．腸管内の胆汁酸は，ほとんどが回腸で再吸収され，
腸肝循環で再利用されます.

JCOPY 498-14584

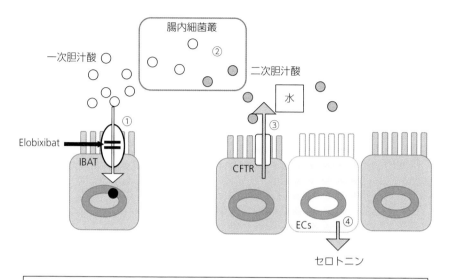

① エロビキシバットが IBAT を阻害して，胆汁酸の再吸収を抑制
② 結腸内に移行する胆汁酸が増加して，腸内細菌叢の作用で二次胆汁酸に変化する
③ 二次胆汁酸が CFTR に作用して，浸透圧作用によって水分を腸管内に分泌する
④ 腸クロム親和性細胞 ECsに作用して，セロトニン分泌を促進する

IBAT: Ileal bile acid transporter　腸管内胆汁酸トランスポーター
CFTR: Cystic fibrosis transmembrane conductance regulator
Ecs: Enterochromaffin cells

図表71 ■ エロビキシバットの作用

　一方，**胆汁酸の5%程度は再吸収されずに大腸内へ移行します**．大腸内の胆汁酸は，腸内細菌の作用で二次胆汁酸に変換されますが，これが腸管内に Cl イオンを分泌させる CFTR（Cystic fibrosis transmembrane conductance regulator）を活性化して，浸透圧勾配によって腸管腔内に水分を分泌させ，さらに腸管の腸クロム親和性細胞にも作用し，セロトニンを分泌させて腸運動を促進します（図表71）．

　エロビキシバットは，回腸末端の上皮細胞にある胆汁酸トランスポーター（Ileal bile acid transporter: IBAT）に作用し，胆汁酸の再吸収を抑制することで，大腸に移行する胆汁酸の量を増大させます．

　成人では1日1回10mgを食前に投与します．最大投与量は15mgです．小児での治療成績でまとまったものはまだありませんが，有効性が示唆されています．

④ セロトニン 5-HT4 受容体刺激薬

　セロトニン（5-Hydroxytryptamine：5-HT）は，消化管のみならず，中枢神経系（海馬），心血管系にも広く分布しています．よく知られているセロトニンの作用は，不安や緊張，イライラを解消する作用で，精神科領域で抗うつ剤や社会不安障害に治療に多く用いられる選択的セロトニン再取り込み阻害剤（Selective serotonin reuptake inhibitor：SSRI）は，この作用を期待してのものです．セロトニンの受容体は 11 種類あり，それぞれに作用が異なりますが，**腸管では5-HT4 受容体が主役**です．腸クロム親和性細胞で産生されたセロトニン（5-HT）が 5-HT4 受容体に結合すると，アセチルコリンを遊離させて腸管分泌を促進し，腸管運動を刺激します．5-HT4 受容体刺激薬はセロトニン同様の作用を持ちます．

　5-HT4 受容体は心臓にも分布しているため，この薬は心臓にも作用します．過去に消化管運動の改善を期待して用いられたシサプリドは，QT 延長の重篤な副作用があり，死亡例も報告されたことで販売中止になりました．

　同系統のモサプリドクエン酸塩（ガスモチン®）は，胃排出促進および消化管運動促進作用があり，成人の慢性胃炎に用いられますが，結腸運動の促進作用を期待して子どもの便秘に用いられる場合もあるようです．しかし，本剤は小児適応も，そもそも便秘の適応もありません．作用機序から考えても小児便秘に関してはPEG 以上のものではないと思われ，副作用のリスクを冒してまで用いるものではありません．

　腸管の 5-HT4 受容体に対して，より選択性を高めて副作用リスクを減じた薬剤としてプルカロプライドが開発され，ヨーロッパでは成人の便秘に対して承認されています．PEG との比較試験は，平均年齢 40 歳の 236 例を対象に行われ，「週 3 回以上の排便」では両者間に差はありませんでしたが，便性状，残便感，排便困難の点では PEG の方が良好でした．

　便秘に対する新規薬剤は，開発中のものも含めていくつかありますが，小児への適応認可の流れとして，まず成人領域で有効性，安全性が証明され，それから小児適応ということになります．新規薬剤の多くは腸管運動に対する作用を売りにしていますが，あくまでも子どもで腸管運動障害のあるものは通過遅延型に限られており，プライマリケアでは稀なものです．小児の便秘メカニズムは成人とは異なっていることを再度確認しておきたいと思います．

JCOPY 498-14584

参考文献
1) Cinca R, Chera D, Gruss H-J, et al. Randomised clinical trial: macrogol/PEG 3350+electrolytes versus prucalopride in the treatment of chronic constipation--a comparison in a controlled environment. Aliment Pharmacol Ther 2013; 37: 876-86.

ⓒ 維持療法から卒業までの遠～い道すじ

▶ぶっちゃけて言えばこう！

維持療法のポイントと排便トレーニング (図表 56)

①維持療法では，痛みのない排便のために緩下剤を用いて type 4～5 の便になるようにコントロールします．排便日数が確保できない場合は緩下剤を増量しますが，軟らかくなりすぎると排便時にいきむ感覚がなくなり，トレーニングしづらくなります．どうしても排便日数と便性状の両立ができなければ，ラキソベロンを併用して排便日数を確保します．

②排便トレーニングができない発達年齢 3 歳 6 か月未満の子では，3～6 か月程度良好な排便状態を維持したら，薬から離脱できないかどうか減量中止を試行します．

③発達年齢 3 歳 6 か月以上になったら，多くの子では排便トレーニングが可能ですので，トレーニングを開始します．

④排便トレーニングによって排便習慣が確立したら，薬を徐々に減らしていきます．便の量は減り，硬くなってきますので，今までのようにちょっといきめばスルっと出るような状態ではなくなります．本人に排便トレーニングの達成目標を立ててもらって，おおむね 2 週間に 10 回前後の目標をクリアできるようにゆっくり減量していって，薬から離脱できたら卒業です．

　子どもの便秘病態は，排便をがまんすることによって直腸内で水分が吸収され，硬く大きな便になって排便時に出血や痛みをきたす，その恐怖心から，さらに排便をがまんしてしまい，便秘の悪循環につながって慢性化するというものでした．

　便秘の薬は便が硬くなるのを防ぎますので，薬を使っているうちはこの悪循環が

断ち切られるのですが，薬をやめれば元の木阿弥です．ですから，薬から離脱するためには何らかの別のアクションが必要です．直腸は水分を吸収するのが仕事ですから，そこに便があれば水分を吸収してしまいます．直腸に仕事をする隙を与えなければいいのです．便をさっさと出してしまいましょう．**そのために行うのが，1日1回定期的に排便させるトレーニングです**（図表72）．多くの場合，漫然と薬を続けていても便秘が治るわけではありません．薬は単に排便トレーニングをやりやすくする目的と割り切った方がいいでしょう．

このトレーニングがいつから開始できるかが問題です．慢性便秘の発症は2〜3歳が圧倒的ですが，この年齢ではまだ排便トレーニングの方法がわかってもらえません．排便トレーニングは，経験上3歳6か月を過ぎないとできません．この年齢に達するまでは，時々減量中止を試行しながらも，延々と維持治療を続けることになります．

便秘の子が卒業（治癒）に至るコースは2つあります．一つは，まだ排便トレーニングができない3歳6か月未満の子が，緩下剤を減量していって，何となく卒業できてしまうものと，3歳6か月以上で排便トレーニングによって排便習慣を確立して卒業していくものです．残念ながら，前者のパターンで卒業できるものは多くありません．また，**排便習慣が確立していませんので，再び排便がまんにつながるようなきっかけがあれば便秘が再発することになります**．長くはかかりますが，

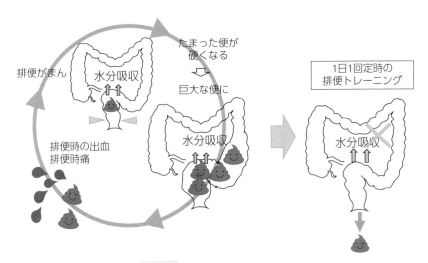

図表72 ● 排便トレーニングの意義

JCOPY 498-14584

排便トレーニングを経て卒業したほうが望ましいのです.

○維持治療から緩下剤減量中止へ

維持療法中の排便コントロールの目標は，一に排便日数の確保，二にトレーニングしやすく，快便感のある便性状の維持です. 排便トレーニング確立の指標は，排便時刻がトレーニングの時間に一致して，一定の時刻になっているかをみます.

排便コントロールにおいては，まず排便日数を最優先にしますが，便性状は「軟便，されど軟らかすぎず」になるよう緩下剤の量を調整します. 当院で行った便秘治癒群（n=133）と便秘再燃群（n=106）の調査では，治癒に有意に関連した因子は，排便日数（OR 1.16）と便性状（OR 0.67），腹痛（OR 0.41）でした（図表 73）. 腹痛については，過敏性腸症ともリンクして，これがあると治癒しづらいということになりますが，オッズ比からみると排便日数は多い方が，便性状は軟らかすぎない方がよいということになります. 単変量解析のデータ（図表 74）で具体的にみてみると，4 週間の排便日数は，治癒群 23 日に対して再燃群は 20 日，便性状は治癒群 type 5.14 に対して再燃群は type 5.51 となっています.

緩下剤で排便日数を確保しようと増量していくと，便は軟らかくなって水様便にまでなってしまうことがあります. この場合，排便しようとちょっと力を入れただけで便が漏れ出る状態となります. これでトレーニングになるのでしょうか？ やはり，トレーニングが成立するためには，ちょっと力を入れるとスルっと出てくる快便の感覚が必要でしょう. Type 6 に近い軟らかすぎる便性では再燃しやすかったというのはそういうことなんだと思います. かといって硬い便では排便時痛が起

図表 73 便秘の治癒に関連する因子（多変量解析）

緩下剤を減量して治癒した群（n=133）と減量中に再燃した群（n=106）の比較

説明変数	オッズ比	95% 信頼区間	p
排便日数	1.16	1.08-1.24	< 0.001
便性状スコア	0.67	0.47-0.94	< 0.05
腹痛	0.41	0.25-0.97	< 0.05

▼

軟便でも腹痛が残るものは
過敏性腸症の一部？

（冨本和彦. 日児誌 2020; 124: 1214-23）

図表 74 ■ 便秘治癒群と再燃群の単変量解析のデータ比較

因子	治癒群	再燃群	p	
排便日数（日 / 4 週）	23	20	<0.001	▶ 毎日に近い排便がみられる
便性状スコア（type）	5.14	5.51	<0.05	▶ 便が軟らかすぎるとダメ
過去の最大直腸径（mm）	46.1	45.5	0.799	▶ 直腸拡大は治癒に関係しない
排便の 2 時間以内の集中度（%）	55.2	46.3	<0.01	▶ 排便トレーニングが確立している

（冨本和彦. 日児誌 2020; 124: 1214-23）

こりますので，子どもは排便をがまんします．排便にストレスのない type 5 程度の便性とし，排便トレーニングを併用して，ほぼ毎日に近い排便日数を確保することが維持療法の目標と考えます．

　また，排便トレーニングができるようになってくると，トレーニング時刻と実際の排便時刻が一致してきます．単変量解析のデータ（図表 74）では，トレーニング確立の指標として「排便の 2 時間以内の集中度」でみていますが，治癒群では 55.2％が集中しており，再燃群と有意な差がありました．

　排便トレーニングを行って，2 週間に 10 回前後成功できるようになったら，減量中止を試行します（図表 56）．この場合，**排便時刻が一定になっている，つまりトレーニング時刻にキチンと排便できていることを確認**してください．排便時刻が一定になっていないものは，体のリズムも作られていませんから，強引に減量していっても多くが再燃します．トレーニング成功の目標は 2 週間に 10 回前後ですが，再診日に患児本人に次の目標を立てさせ，達成できるように励まします．緩下剤減量は，トレーニング成功日数を維持することを目標に少しずつ減量していきます．

　緩下剤減量方法はさまざまで，基本的には本人の排便トレーニングのモチベーションを失わないよう，かつ，少しずつ負荷をかけていくといった形になります．当院では酸化マグネシウムは 2 週間に 0.2 g/ 日くらいずつ減量していきますが，問題は PEG です．メーカーは再分包を推奨していませんが，これだと PEG 一日 1 包から減量するとすれば，次はいきなり 0 包（緩下剤中止）です．再分包で薬剤が均一にならないといった問題はありますが，もともとは難吸収性の薬剤です．PEG

粒子の投与量が一定にならない問題には目をつぶって，治癒させることを優先しましょう．あわせてメーカー側にも1包0.2gや0.5gといった少量分包の製品を発売してほしいところです．

○排便トレーニングの意義

　子どもの便秘の発症・持続には「排便がまん」が大きくかかわっています．ここから便秘の悪循環が慢性化・難治化していきますが，さらに進行すると遺糞がみられるようになり，子どもの自尊心や自己肯定感が低下します．つまり，便秘の治療の基本中の基本は，緩下剤で便性をコントロールして，排便がまんを回避することが第一で，加えて行動療法によって積極的に排便へのモチベーションを高め，自己肯定感を醸成させます．遺糞などはもってのほかです．排便トレーニングはこのためのものですが，残念ながら質の高いRCTではこの有用性が証明されていません．

　van Dijkらは，大学病院に通院する年齢4〜18歳の児（n=134）を，緩下剤に加えて，児童精神科医による行動療法を週1回45分間×12セッション行った行動療法群と，緩下剤治療だけを行った群に分け，22週間の治療直後と治療6か月後の排便回数，遺糞の有無，治療成功率を比較しました．なお，「治療成功」は週3回以上排便があり，遺糞も2週間に1回以下になったものとしています．治療直後で，治療成功率は行動療法併用群で51.5%，緩下剤のみの治療群で62.3%と有意差がなく，排便がまんの頻度にも差はありませんでした．また終了6か月後にも差がなかったことで行動療法併用の効果に疑問を呈しました．

　しかし，プライマリケアの立場からみると，さすがに大学病院に通っている子はずいぶん違うなあと感じます．緩下剤を用いていても「週3回以上の排便，2週間に1回以下の遺糞」が達成できる子が5〜6割なのですから．重症な便秘で通常の緩下剤治療での排便コントロールができていないのです．この状態で排便がまんがなくなるはずもありません．緩下剤のコントロールが悪ければ，いくら優れた行動療法をかぶせてもその効果は出ません．また，実際にトレーニングをやっても，わずか6か月で排便トレーニングが習熟，成功できる子は少ないと思います．大半の子は1年かかります．行動療法の効果を評価するなら，プライマリケアの一般の便秘の児を対象として，まず緩下剤で便性のコントロールを充分に行い，より長期間で考えるべきだったと思います．

　現時点で，より軽症な児を対象にした質の高い行動療法のデータはありません．しかし，観察研究では排便トレーニングは治癒にかかわっていることが示されてい

ます（図表74）．便秘の児の背景には様々な因子が複雑に絡み合っていますので，ブラインド化できない排便トレーニングの効果を RCT で評価することはきわめて難しいと思いますし，どのようなトレーニングをするのかによっても効果に違いが出てくると思います．しかし，少なくとも排便トレーニングが自己肯定感を高め，便秘の早期治癒につながる可能性があるのであれば，充分な緩下剤コントロールを行った上で併用する意義はあると考えています．

参考文献

1) Wegh CAM, Baaleman DF, Tabbers MM, et al. Nonpharmacologic treatment for children with functional constipation: A systematic review and meta-analysis. J Pediatr 2022; 240: 136-49.

2) van Dijk M, Bongers MEJ, De Vries GJ, et al. Behavioral therapy for childhood constipation: a randomized, controlled trial. Pediatrics 2008; 121: e1334-41.

JCOPY 498-14584

第7章 排便トレーニング

▶ぶっちゃけて言えばこう！

I. 排便トレーニングプログラム

A. ステップ1　1日1回時間を決めて座る.

○トレーニングの時刻は，食後に保護者の余裕のある時間帯で. 19〜20時にトレーニングしている家庭が多い.

○排便トレーニングをトイレトレーニングと勘違いしない！　場所はどこでもよい. トイレでも，おまるでも，おむつをした状態でも，座ってできればどこでも OK.

○姿勢は和式便器をイメージ.

B. ステップ2　いきんで腹圧をかける練習

トイレに座った状態 (あるいはおまる，おむつ) で，

① 大きく息を吸って，→ 止める. おなかに力を入れていきむ…これを3回繰り返す.

② 座ったまま3分間休憩タイム. リラックスさせる.

③ 本番です. 大きく息を吸って，→止める. おなかに力を入れていきんで出す!!

トレーニング時間は10分程度で切り上げ，せかしたり怒ったりは絶対に避けましょう.

II. 排便トレーニングのモチベーションを上げる

小さなお子さんは，自分のがんばっている姿を両親に見ていてもらいたいものです. ほめられればもっとがんばろうという気持ちになります. また，実際に保護者が便器に座って排便姿勢をとるお手本を見せてあげると，イメージがつかみやすくなります.

排便トレーニングがある程度できるようになってきたら，次回までの目標を立てます. この目標設定はスモールステップアプローチで. 現在できている成功日数から少しずつ，10%増以下にとどめて徐々にレベルを上げていきます. トレーニングシートを排便日誌と別に作って，成功シールを貼っていきます.

一定目標が達成できたら，「ごほうび」を！　「ごほうび」はコストのかからない持続可能なものにします．

○ほめ方のコツ

i)　「大きく息を吸って，→止める．おなかに力を入れていきむ」のそれぞれのポイントで，できていないところの努力を認めてほめる．

ii)　ダメ出しをしない．「ちょっとがんばれなかったね.」より，「あと一息だったよ.」

iii)　がんばっている努力のプロセスを認める．

iv)　子どもとの信頼関係のある保護者は，時に「叱る」もできます．しかし「叱る」は，あくまでも次に「ほめる」ためのもの．叱った後に前向きにやるようになったら「そう，その感じ．いいね.」

v)　他人と比較しない．排便協調運動は複雑な動き．小学校の体育でもスキップや逆上がりがなかなかできない子がいるように，子ども一人一人の排便協調運動の成熟度は違います．

vi)　「ほめる」のを恥ずかしがらずに．舞台俳優になりきること．俳優になれなければ「認める」だけでも効果的．「お腹，力入ってるね」

○排便トレーニングが進まない場合には，まずトレーニング時間を見直しましょう．実際の排便時刻にトレーニング時刻を合わせるのも効果的です．

III.　難治例に関して

○排便協調運動の成熟度によっては，緩下剤の少量長期投与が必要になる場合も．人生は長い，焦らない．

○便性状がコントロールされても腹痛が残る子は，過敏性腸症に似た病態と考えます．

Ⓐ 排便トレーニングプログラム

1）トレーニングの準備

まず，排便トレーニングに入る前に，トレーニングの時刻設定，場所，姿勢について保護者に説明します．

① 排便トレーニングの時刻設定

交感神経が緊張状態にあると腸運動が抑制されます．リラックスしていないと

JCOPY 498-14584

排便はできません．トレーニング時刻の設定にあたっては，このことを考慮します．また，腸の大蠕動（HAPCs）は，朝起きた時と食事の後に強くなりますので，生理学的には朝食後に行うのがベストです．しかし，朝の時間は保護者も忙しいことが多く，ゆったりトレーニングしている暇はありません．いきおい急かすことも多く，ダラダラとやっていれば怒りたくもなります．子どもは緊張してしまい，逆効果になります．**「朝食後」にあまりこだわらずに，保護者自身が余裕のある時間帯で，かつ食後にゆったりやってもらいます**．当院に通う保護者は19〜20時にトレーニングしている方が圧倒的です．

「排便トレーニングが進まない場合の見直しポイント」に後述しますが，本人のモチベーションを上げるために，現状の排便時刻に合わせてトレーニングの時間を設定するのもいいかもしれません．

② **排便トレーニングの場所**

排便トレーニングは，トイレで排便をするためのトレーニングではありません．トイレトレーニングと混同しないでください．定時で排便するためのトレーニングです．ですから，**トレーニングの場所は，トイレでも，おまるでも，おむつをした状態でも，いきむことができればどこでも OK です**．

③ **排便トレーニングの姿勢**

排便トレーニングの姿勢は，**和式便器に座っているイメージです**．（参照「本当は理にかなっている和式便器」p.12）

図表11のように，45度の前傾姿勢をとり，足台を用いて膝が充分屈曲するくらいに高くします．こうすることで骨盤底筋群が弛緩しやすくなり，直腸を締め上げていた筋肉（恥骨直腸筋など）がゆるんで，直腸がストレートに近い形になり，排便しやすくなります．

また，洋式便器の便座の大きさにも注意が必要です．子どもによっては，便器の穴に吸い込まれそうに感じて緊張してしまう子もいます．そのような子では子ども用便座を使うようアドバイスします．

2) **トレーニングの実際**

① **ステップ1　1日1回時間を決めて座ります．**

② **ステップ2　いきんで腹圧をかける練習です．**

トレーニングはすべてトイレに座った状態（あるいはおまる，おむつ）で行います．

　ⅰ）大きく息を吸って，→ 止める．おなかに力を入れていきむ…これを 3 回
　　　繰り返します．

　ⅱ）3 分間リラックス

　　この間に本人の好きな絵本をみせる，お話を聞かせるなどしてあげてくださ
い．いったん休んでリラックスします．トレーニングに楽しいイメージを持っ
てもらいます．

　ⅲ）本番です

　　大きく息を吸って，→止める．おなかに力を入れていきむ！　→出す！！

　　トレーニング時間は 10 分程度で切り上げ，急かしたり怒ったりは絶対に避
けましょう．

参考文献

1）　van Dijk M, Benninga MA, Grootenhuis MA, et al. Chronic childhood constipa-
　　tion: a review of the literature and the introduction of a protocolized behavioral
　　intervention program. Patient Educ Couns 2007; 67: 63-77.

Ⓑ 排便トレーニングのモチベーションを上げる

○便秘治療は登山ガイド

　山が好きでよく山にいきます．登り始めはまだ元気があってペースよく高度を稼
げますが，疲れの出てくる 4 合目からが最悪です．ここからだと山頂はまだかな
り遠くに見えますし，登山道も延々と続きます．このときに最も疲れるのは，自分
が登山道のどのあたりを歩いていて，ゴールまでどのくらいあるのかわからないと
きです．山ではコースサイン（ピンクリボン）もありますし，歩いていけば「○合
目」の表示も出ますので「これを一つずつ越えていけば山頂にたどり着けるんだ」
とがんばる気にもなれます．

　また，山が好きな人の中には 2 通りあり，修験者のようにとにかく山頂を目指
す人と，周りの草木や野鳥を愛でてゆっくり登る人があります．前者の場合は「一
緒に行っても楽しくない」と言われてしまうので，ガイド向きではありません．

　便秘の治療は，登山ガイドのようなものです．便秘治療において「Disimpaction」
から「維持療法の確立」までは比較的早いので，治療開始直後でまだ元気な親子は
喜んでついてきます．しかし，そこからが大変です．排便トレーニングを経て「排

JCOPY 498-14584

便習慣の確立」までが著しく長いのです．しかも，いつになったら山頂につくのか，参考コースタイムもありません．コースの全体像も見えません．ここが本当に苦しいところと思います．「がんばれ，がんばれ」と言われても，いつまでがんばったら子どもが排便習慣を確立してくれるのかがわかりません．また，登っている途中も楽しくないと，苦行続きはつらいものがあります．

　また，歩く速度は人によって様々です．もしかしたら，外見上何ともなくてもひざを痛めている人がいるかもしれません．ガイドとして様々な基礎体力や運動能力の人を山に案内するためには，それなりのやり方をしなければなりません．ガイドする側が時間を気にして焦って進めば，ついてこられない人はリタイアするだけでしょう．誰でも同じように歩けるわけではありません．

○便秘治療ガイドのコツ…モチベーションを上げるために

　最終的な「治癒」に持ち込むためには，このダラダラと長い維持療法期間を，リタイアさせないように１ステップずつ登って行く必要があります．しかし，この過程で排便習慣をきちんと確立しておけば，その後の再発リスクはかなり低くなります．そのためには，親子を励まし，やる気にさせて，少しずつゴールに向かって歩を進める必要があります．このコツは，**米国の心理学者バラス・フレデリック・スキナー（Burrhus Frederic Skinner）に始まる行動療法的アプローチと，スモールステップアプローチ，トークンエコノミー法が参考になります．**

1) 行動療法的アプローチ

　行動療法は，行動変容（behavior modification）ともいわれ，行動そのものを治療の対象とします．「オペラント条件づけ技法」と「系統的脱感作法」から成り立っていますが，系統的脱感作法はむしろ誤った行動を修正する目的で用いられるものなので，便秘の治療においてはオペラント条件づけ技法を用います．発達障害のペアレントトレーニングに用いられる「無視」と「ほめる」のテクニックも，このオペラント条件づけ技法を応用したものです．**オペラント条件づけとは，報酬に適応して，自主的にある行動を行うように学習させることです．**

　スキナーは，レバーを押すとエサが出るように作った箱の中にラットを入れて，その行動を観察しました（図表75）．箱の中のラットがレバーを目にして，たまたまレバーに触れてエサが出ます．それを学習したラットはレバーを押す行動が増えました．ここからスキナーは，「レバーを目にする」先行刺激（A）によって，偶然

「レバーを押す」オペラント行動（B）をとったら，強化刺激（強化子：C）の「エサ」が出てきたので，これを覚えたラットは，すすんでレバーを押す行動をとるようになったものと解釈し，行動療法の基礎を確立しました（図表 76）.

　このオペラント条件づけには，図表 77 のようにいろんなパターンがあります. 強化とはオペラント行動の頻度が増加することです. 例として便秘の児の排便トレーニングに置き換えて考えていきましょう. 先行刺激（A）は，排便日誌やトレーニングの記録，オペラント行動（B）はトレーニングによって排便すること，強化刺激（C）は，ほめられることやごほうびです.

　「正の強化」とは，ほめられるとうれしくなって，トレーニングに積極的になること，「負の強化」とは，トレーニングで排便が成功すると，排便時痛や出血がなくなることが実感でき，積極的にトレーニングするようになることです. 一方の

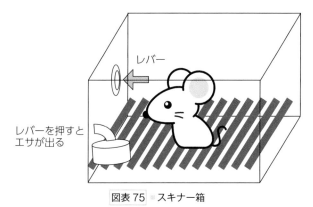

図表 75 ■ スキナー箱

レバーを目にする先行刺激（A）によって，レバーを押すオペラント行動（B）をとると，強化刺激（C）のエサが出てくる

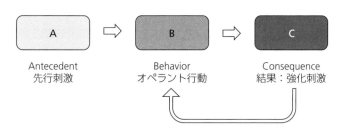

結果によって行動に強化，または弱化が起きる

図表 76 ■ オペラント条件づけ技法

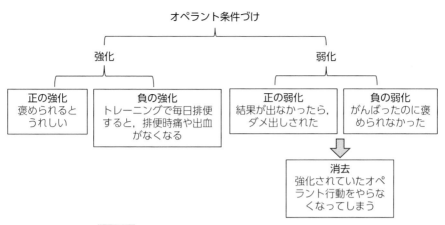

図表 77 ● 排便トレーニングにおけるオペラント条件づけ

「弱化」とはオペラント行動の頻度が低下することで，「正の弱化」とはがんばった
のに結果として便が出なかったのでダメ出しされたなど，「負の弱化」とは，がん
ばったのにほめられなかったので，トレーニングに熱心になれなくなるなどです．

　ようやくトレーニングが可能な年齢になった小さな子では，**「ねえ見て，見て！
私，がんばってる。」と承認欲求も強いので，「ほめる」は魔法の言葉です**．ほめら
れることが「正の強化」となってトレーニングに積極的となり，また快便の経験は
「負の強化」刺激としても働くでしょう．**保護者自身が気持ちにゆとりをもって排
便トレーニングを行って，「怒らない，せかさない，焦らない」トレーニングを心
掛けて，「正の弱化」にならないようにしましょう**．また，努力をきちんと認めて
あげて「負の弱化」を避けましょう．

　しかし，「ほめる」が効力を失う「消去」の問題もあります．「消去」とは，一定
期間強化されていたオペラント行動をやらなくなってしまうことですが，便秘の排
便トレーニングではよく起こります．これまでほめられて，がんばってトレーニン
グを行っていた児が，ある時を境に急に失速します．保護者がほめることをやめて
しまったわけではありません．魔法の言葉「ほめる」が効力を失ってしまったので
す．

　子どもでは排便に関わる骨盤底筋群の協調運動が未熟なために，緩下剤で便性を
コントロールして出しやすくしても，慣れていなければ排便はそれほど容易ではあ
りません．いきおい便秘の治療期間は長くなり，いつも「がんばったね」だけだと，
子どもにとって当たり前の言葉になってしまいます．実はほめ方にもコツがありま

すし，ほめる前に子どもの思いを理解しておく必要があります.

① 子どもの思いを理解する

　この時期の子どもには「認められたい」承認欲求の意識がありますが，とりわけ**「愛着のある人に認められたい」**と思っています.お母さん，またはお父さんがトイレに一緒に入って，がんばっている姿を見てあげてください.出たウンチを見て「おっきなウンチ出たね」,「たくさん出たねー」,「ちょっと硬いのにがんばったね」などとほめて，認めていることをちゃんと伝えます.

　また，**「大人になりたい，大人の真似をしたい」**意識もあります.特に自我の芽生えた幼児では，自分でできることを主張し，大人に認めてもらいたいと思っています.自分で大人と同じようにできた経験は大事です.下着を下げる，座る,お尻を拭く.ウンチを流す.排便にかかわる動作が大人と同じようにできたことは，本人の自信につながります.「お兄ちゃんになったね，お姉ちゃんになったね」と認めてあげてください.

②「ほめ方」のコツ（図表 78）

　「ほめて育てる」はよく言われることですが，確かにほめられれば，やる気につながります.しかし，ほめすぎるとその言葉も徐々に重みを失ってきます.逆に，ほめるハードルを高くすれば，何をしてもほめられず，負の弱化から徐々にモチベーションは下がってきます.モチベーションを高めるためのほめ方を見ていきましょう.

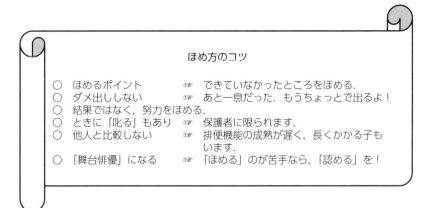

ほめ方のコツ

	ほめるポイント	☞	できていなかったところをほめる.
○	ダメ出ししない	☞	あと一息だった.もうちょっとで出るよ！
○	結果ではなく，努力をほめる.		
○	ときに「叱る」もあり	☞	保護者に限られます.
○	他人と比較しない	☞	排便機能の成熟が遅く，長くかかる子もいます.
○	「舞台俳優」になる	☞	「ほめる」のが苦手なら，「認める」を！

図表 78 ■ 排便トレーニングにおけるほめ方のコツ

JCOPY 498-14584

ⅰ）ほめるポイントを考える

　排便トレーニング中の子どもの状態を観察しましょう．トレーニングして便が出た〜出なかったの結果だけでなく，トイレに入る，便器に座る，大きく息を吸う，息を止める，お腹に力をいれていきむ，のトレーニングの手順に沿って，一つ一つの項目をチェックします．できていないところがあれば，そこでがんばっている努力をほめましょう．

　トレーニングができていない場合，その原因は子どもによって様々です．トイレ拒否のある児の場合は，トイレのドアノブに触れるところから始めなければなりません．しかし，この場合も**トイレでの排便にはこだわりません**．室内でおむつやおまるでしゃがんでくれればそれでいいのです．排便姿勢は和式便器の形が理想ですが，おむつをつけて立ったままいきんで排便する児もあります．最終目的はトレーニングで排便できればいいので，「トイレに入る」，「便器に座る」のプロセスはパスして，「大きく息を吸う」以下のプロセスを一生懸命やっていれば充分です．

ⅱ）ダメ出しをしない

　ダメ出しをしていませんか．「最後，ちょっとがんばれなかったね．」と言われるより，「あと一息で出るところだったよ．あとちょっとだね．」の方が，やる気になります．また，出なかったからといって，がっかりした姿を見せてはいけません．

ⅲ）結果をほめるのではなく，努力のプロセスを認めてほめる

　努力しても結果が出ないことなど，人生にはいくらでもありますよね．もちろん結果につながれば，それに越したことはありませんが，排便トレーニングは，何より本人のモチベーション維持が重要です．結果だけをほめるようにしていれば，不成功が続いた場合，「負の弱化」が起こり，いずれトレーニングをやろうとしなくなります．結果にくさらずに，明日またがんばろうという気にさせるには，努力している姿を保護者が認め，それを言葉にして伝えることが大事です．

　「そう，その姿勢だよ．」

　「いっぱい息吸って．そこで止めよう．いいね．がんばってる．」

　「すごいね，顔が真っ赤になっちゃった．」

　「おならが出たんなら，次はウンチ出るよ」など，本人の努力を認めてあげてください．

iv）時には「叱る」もあり

　排便不成功が続くと，子どもは保護者のほめている言葉の裏側にある「成功への期待」を見抜くようになります．ほめられながらも，逆にその期待がプレッシャーになって「自己肯定感」を下げてしまうことにもつながりかねません．保護者の側も「ほめる」を演じ続けている自分にいや気がさしてきます．やる気のない子どもを叱ってはいけないのでしょうか？

　親子の間には，これまでに培ってきた愛着，信頼関係があります．子どもは両親から一時的に叱られたとしても，叱られた理由もきちんとわかりますし，心の回復力（レジリエンス）もあります．ですから，**親子関係がしっかりしていれば，「叱る」はできます**．一方で，なぜ「叱る」のかを考えてみてください．ちゃんとトレーニングに向き合ってほしいからですよね．そこには続く「ほめる」が大事になってきます．例えば，やる気なさそうにいきんでいる子に対して，「もっとちゃんとやりなさい！」と厳しく言っていいんです．しかし，そこで一呼吸置いた後で，本人が少しでも前向きになったら，「そう，その感じ．いいね．」とほめてあげてください．

　一方で，医療者は子どもにとっては全くの赤の他人です．信頼関係も醸成できていないうちからダメ出しすれば，二度と来なくなります．子どもの行動変容に最も大きな力があり，いろんなパターンで叱り，ほめるができるのは保護者しかいないのだということを理解しておきましょう．

v）他人と比較しない

　残念ながら，トレーニングの進行には個人差が大きくあります．体育の授業で行う運動，例えばスキップや逆上がりができるかといったこと以上に，排便協調運動は複雑で著しい個人差があります．排便に慣れている大人では，「何でこんなもの」と思うかもしれません．医療者は，排便トレーニングが進まない場合，親子のやる気を疑ってしまうかもしれません．しかし，排便機能の成熟度によって排便トレーニングが容易に進まない子もいますし，息こらえができたとしても，直腸から便を排出させられる腹圧が充分でない児もいます．

　排便トレーニングの場面では，本人とそのご家族のモチベーションを上げることに専念し，他児との比較は避けましょう．

vi）ほめるのが苦手な医療者，保護者に対して

　口に出してほめるのが苦手な人もいます．保護者にとっては，「ほめる」ハードルはそれほど高くありませんが，医療関係者（特に口数の少ないヒト）

では，気恥ずかしくなることもあります．この場合のコツは「舞台俳優になり きる」か，「ほめる言葉」から「認める言葉」に変える，のどちらかです．「舞台 俳優になりきる」は，町医者は比較的慣れています．町医者のところにはい ろんな患者さんが訪れますし，保護者も様々です．なかにはモンスター的な人 もいます．内心「ムッ」としても，子どもの治療のためになるなら，笑顔を絶 やしません．

　これもやりづらければ，「ほめる」のではなく「認める」言葉に切り替える ことです．「ウンチの姿勢できてるね」「お腹に力入ってるね」これらは，事実 だけを認める言葉ですが，子どもは自分の努力が承認されたのがわかります． ほめられたことと同じ効果があります．

2) お手本 (プロンプト) を見せる

　政治家の記者会見の映像では，政治家は視聴者に向かって直接話しかけるように， 長文を滔々と言い間違えることなく話します．これにはからくりがあって，政治家 に向かって両サイドの原稿を映し出す装置「プロンプター prompter」がセットさ れており，多くの政治家はその原稿を読んでいるに過ぎません．この「プロンプト prompt」は姿を見せずに，本人にいろいろ教える人のことをいいますが，単純に 言えば「お手本」のことです．まずは，**保護者自身が，実際にトイレに座っていき んでいる排便の姿を見せてあげてください**．お手本（プロンプト）があれば，子ど もは実際に何をすればいいかが理解できるようになります．

3) スモールステップアプローチ… 「少しずつ，ゆっくりマイペースで」

　強化刺激「ほめる」の効果を高めるには，どうしたらいいのでしょうか．これに は**スモールステップアプローチ**と**トークンエコノミー法**があります．

　スモールステップアプローチは，シェイピング（Shaping）法（漸次的接近法）と もいわれ，**最終目標に向かって達成すべき目標を，小さなステップに分けて段階的 に近づいていく方法**です．一般的には，自閉症や発達遅滞，不登校の児に対する行 動療法のテクニックですが，例えばトイレ恐怖のある児では，トイレのドアノブに 触れる，回す，トイレに入る，便器に座るというように，いきなり便器に座らせる のではなく，行動を細かく分けて，一つずつのステップを順次達成していくように します．これは登山道の「○合目」表示にあたります．排便トレーニングの第一段 階では，「便座に座る」，「息を大きく吸う」，「いきむ」の行動ができることですが，

第二段階以降は，トレーニングの成功日数をスモールステップにして，一歩一歩着実に歩を進めるようにします．しかし，高すぎる目標は意味がありません．**現在できているトレーニング成功日数から10%増以下にとどめるのが望ましい目標です．**トレーニングには時間がかかります．一朝一夕には進みません．

　また，減量の際にも同じ手法を使います．トレーニング成功日数を維持することを目標に，スモールステップで緩下剤を減量して負荷をかけて行きます．

4) トークンエコノミー（token-economy）法

　ポイントカードといえばわかりやすいでしょうか．ある一定のポイント，スタンプをゲットしたら，クーポンや商品と交換できるというあれです．排便トレーニングでは，実際に排便できた日にシールを貼って，ポイントとします．ここで重要なのは，子どもに「できた！」という達成感を与えることと，保護者もそれを認めてくれているという実感です．保護者には，子どもと一緒にシールを貼って，その都度言葉でほめてもらいます．不成功に終わってもバツをつけないようにし，成功し

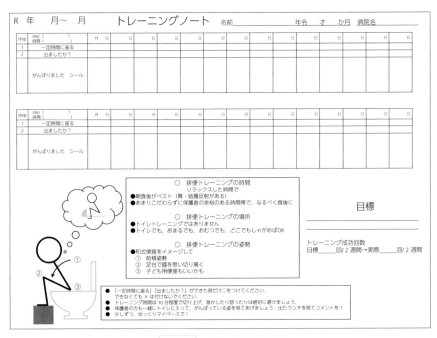

図表79　トレーニング日誌

たことだけに目を向けます．排便日誌を用いるのもいいですが，トレーニング記録として別に作った方がいいと思います．一定目標に達したら，子どもの好きな何らかの「ごほうび」を与えます．目標はスモールステップで少しずつ上げていきますので，ごほうびは頻回になります．コストのかかる「モノ」ではなく持続可能なもの，例えば子どもの好きな料理を作ってあげるとか，休みの日に特別な遊びをするなどです．図表79 は当院で用いているトレーニング記録ですが，再診の際には成功日をカウントし，目標に達していればスタッフとともに賞賛し，次回の目標を設定します．

○排便トレーニングが進まない場合の見直しポイント

①トレーニング時刻と実際の排便時刻にずれがある

トレーニング前の便秘の子どもたちの排便時刻はバラバラですが，比較的多いのが 15〜17 時です．つまり，園や学校から帰ってきて，ほっと一息ついたら便意を催したということなのでしょう．多くの保護者は，排便トレーニング時刻を 19 時に設定していますから，排便したばかりのものにもう一度トレーニングさせることになります．いくらなんでもこれは無理です．

この場合，やり方は 2 つです．一つはトレーニングの時刻は変えずに，いきむことで腸運動を強引に誘発します．こうして，トレーニング時刻と排便時刻のタイミングを合わせていきます．もう一つは，トレーニング時刻を，実際の排便時刻に合わせることです．見かけ上であっても，成功率が上がってくると本人のやる気につながり，トレーニングで排便できた達成感も得られ，いずれ本当の成功が増えてきます．しかし，保護者の余裕のある時間との兼ね合いもありますから，保護者と相談の上で変更する必要があります．

②児が何につまずいているかを評価する

トレーニングができていない場合，その原因は児によって様々です．トイレに入る，便器に座る，大きく息を吸う，息を止める，いきむのトレーニングの手順に沿って，問題点を洗い出しましょう．

参考文献
1) 三田村 仰. はじめてまなぶ行動療法. 東京: 金綱出版; 2017.
2) 実森正子, 中島定彦. 学習の心理―行動のメカニズムを探る (コンパクト新心理

学ライブラリ). 東京: サイエンス社; 2018.

ⓒ 難治例に関して

大腸通過遅延型便秘でなくとも，難治な例はあります．

① 排便協調運動の習熟に時間がかかる児

症例

　症例は 12 歳男児です．在胎 27 週，体重 1172 g で出生し，NICU で管理された既往があります．2 歳 2 か月より便秘を発症し，早々にポリカルボフィルカルシウム，ラキソベロン，ラクチュロースなどで治療が開始され，5 歳からは酸化マグネシウム単剤による維持療法となりました．このころから，注意欠陥多動と発達性協調運動障害が明らかとなってきました．

　6 歳 3 か月から排便トレーニングを開始しましたが，充分な便性コントロールを行っても排便トレーニングがなかなか進まず，排便時刻が一定となって排便トレーニングが確立したと考えられたのは，開始から 2 年 6 か月後でした．しかし，そのあとも順調ではありません．数回にわたって減量中止を試行しましたが，再燃を繰り返しました．10 歳からは酸化マグネシウムを 0.01 g / kg / 日のごく微量で維持し，その後 1 年 6 か月かけてようやく中止でき，治癒に至りました．

　排便のしやすさは個々で異なります．腸内細菌叢，直腸の収縮力，腹筋や横隔膜筋といった腹圧上昇にかかわる筋力，排便協調運動の成熟度，などの違いから，トレーニングによって排便習慣が確立していても，緩下剤の減量で便が硬くなって再燃するものがあります．結局，ごく少量の緩下剤で数年間の維持療法を続ける結果になります．このケースは保護者の理解もあり，粘り強く治療を続けたことで，ようやく緩下剤から離脱し，治癒に至りました．

　この児は注意欠陥多動障害もありましたが，それに合併する発達性協調運動障害のある子どもでは，排便協調運動の習熟に時間がかかり，さらにその習熟後も実際の排便には，少量の緩下剤補助が必要なのかもしれません．一方で，定型発達の児でも排便協調運動の成熟度は子どもによって異なり，同様に長期間の少量維持療法を行わなければならないものはあります．これらの例で拙速に中止に突き進むのは，脱落を促すようなものです．長くはかかるものの，いずれは治癒に至ることを，医療者も家族も理解して，焦らずに付き合う必要があります．

② 便性状に問題がないのに腹痛を訴える児

症例

　8歳の女児です．2歳7か月時に，6か月前からの便秘を訴えて受診しました．Disimpaction の後，酸化マグネシウムで維持療法を開始しましたが，便性が良好にコントロールされても，時折腹痛を訴えていました．この腹痛は排便後には軽快するものでした．整腸剤を長期間併用しても腹痛の頻度・程度に変化はありませんでした．

　多少落ち着きのない児だったのですが，精神運動発達に問題はなく，3歳7か月時より排便トレーニングを開始しました．4歳過ぎには排便トレーニング手法にも習熟しましたが，成功日数は少なく，排便には至りません．牛乳除去にも効果はありませんでした．モビコールに変更後も大きな変化はなく，ここ3年間で半ば強引に緩下剤を減量中止しようとしましたが，その都度再燃を繰り返しています．RIシンチグラフィーによる腸管通過時間も正常でした．

　このケースの腹痛頻度は比較的少なく，過敏性腸症の診断基準には当てはまりませんが，それに近い病態と考えられます．腹痛のあるものは，過敏性腸症同様に腸内細菌叢や腸管運動に何らかのハンディがあるものと思われます．本人も保護者も努力していますが，トレーニングが成功に至らないのは腹痛の存在に問題があるのかもしれません．しかし，経験上は，腹痛合併症例であっても，多くは1～2年で自然に腹痛が軽快し，その後に排便トレーニングを確立して卒業していくものが多いと感じています．

第8章

慢性便秘の予後

▶ぶっちゃけて言えばこう！

　疾患の治癒率や治療期間にかかわる成績を比較する際には，その疾患の定義が同じものなのか，対象年齢はどうか，治癒の基準が統一されたものなのかをみておく必要があります．便秘の治癒に関する成績では，これまでの報告では1年後の治癒率を36〜59%としています．いずれも三次施設の成績です．一方，当院の成績をまとめてみると，1年後の治癒率が25.4%，2年かけてようやく半数が治癒するといった悲惨なものでした．プライマリケアを訪れる児は，より軽症なはずなのにどうしたことでしょうか？　実際の治療内容は，三次施設も当院もほぼ変わるところはありません．論文を精査してみると，理由がわかりました．対象の年齢と治癒の基準が違うのです．三次施設で扱われる児は，発症から紆余曲折を経て8歳くらいでその施設を初診します．一方，プライマリケアの当院では，発症後間もない2〜3歳で初診し，多くの児では排便トレーニングが可能になる3歳半まで待たなければなりません．つまり，トレーニングまでの待機期間が約1年間余計にかかります．

　また，過去の論文における治癒の判定基準では，その多くが「遺糞がなく，週3回以上の排便がある」状態に至って，治癒としています．しかし，この基準では「週3回以上排便があります．遺糞ももちろんありません．でもウンチが硬くて出るとき泣きます」といったケースも「治癒」になります．本来，治癒というのは，便秘に関わるROME基準の症候が一つもないことと思います．特に慢性便秘の病態で，発症，難治化，遷延化に関わる「排便時痛がないこと」が重要です．再発を防ぐことを考えれば，最低でもこれは治癒基準に含まれていなければなりません．

　また，便秘の治癒因子について検討した三次施設からの報告があります．治療成功率は，一般小児診療施設よりも難治例の集中する三次施設の方が良好で，施設による差があることを示しました．この理由は「more advanced, more aggressive treatment」によるものだとし，さらに大人になっても便秘が残ってしまったものは，三次施設を受診するのが遅かったケースだったとされ，一

般小児診療施設はコテンパンな言われようです.

　しかし，ガストログラフィン注腸を除いては，プライマリケアと三次施設での治療内容は大きく変わるところはありません．コテンパンに言われている原因は，残念ながらプライマリケアでの治療が少し不十分だった可能性があります．子どもの便秘を難治化させず，また大人に移行させないために，プライマリケアでのより丁寧な診療が求められると思います.

A　便秘の治療期間…成人に移行させないために

　当院の治療成績をまとめてみました.「治癒」の定義はさまざまですが，**一般にいう「治った」とは薬がない状態で，長期間便秘の症状が全くない，ほぼ毎日バナナ便を排便していることと思われます**ので，この状態を意味する厳しい基準でなけ

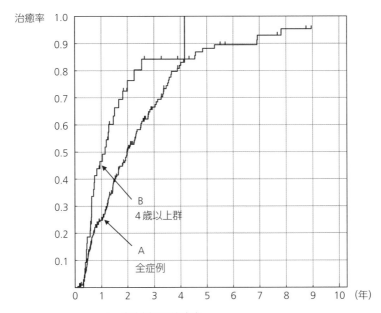

```
A  全症例での治療率
   受診後 12 か月までの治癒率　25.4%　n＝229
B  4 歳以上群の治療率
   受診後 12 か月までの治癒率　49.2%
```

図表 80 ● 当院の便秘治療期間（Kaplan-Meier 法）

ればならないと思います．すなわち**具体的には，薬の中止後も 6 週間以上浣腸や下剤を用いることなく，ROME IV の便秘診断基準のいずれの項目も該当しないこと，type 3 以上の便性で，排便時痛や排便時出血，排便がまんを認めないものです．**この基準で評価したところ，当院の治療成績は図表 80 のように著しく悪いものでした．全症例の治癒率（A）は 1 年で 25.4％，2 年たっても半数しか治っていません．

　他の報告の治療成績を見てみます．図表 81 は，緩下剤を用いない状態での「治癒」に至ったケースの 1 年後の治療成績を報告している論文のうち，治癒の定義がきちんと記載されているものです．すべて三次施設からの論文で，1 年後の治癒率は 36 〜 59％となかなかの成績です．対象が難治性便秘の患者さんが多い三次施設であることを考慮すれば，プライマリケアの当院の成績はかなり見劣りします．

　この理由は 2 つあり，**便秘の定義と治癒の定義，対象の年齢が異なっていること**によります．

　細かくみていきます．

　まず，過去の報告の「便秘」の定義はさまざまです．ROME III 基準が策定されたのが 2006 年ですから，便秘の定義は ROME III / IV 基準によらないものも多いのです．それはそれでやむを得ないのですが，注意しなくてはならないのは，特に 1 歳未満の低年齢の報告では，数か月で自然軽快する乳児排便困難症（Infant dyschezia）や，母乳栄養児にみられる生理的な排便頻度の減少も「便秘」に含まれてしまう可能性があることです．

　1 歳未満の児を対象にした van den Berg の報告（n=47，2005 年）があります．受診時の年齢は生後 3.5 か月（中央値）で，発症は生後 9 日（中央値）です．つまり，これらは生後早期から排便障害があり，ヒルシュシュプルング病を疑われて紹介されましたが，精査の結果違っていましたというケースです．この論文の「便秘」の定義は，「週 3 回未満の排便で，排便時痛があって緩下剤を用いているもの」となっています．**便の硬さは問題にしていませんから，乳児排便困難症が含まれています**．また，この月齢での「排便時痛」の判断は難しいと思います．結局，排便回数が少ないために緩下剤を用いていたケースということになるのでしょうか？「**生理的な排便頻度の減少**」も含まれているかもしれません．

　この報告では，治療成功を「週 3 回以上の排便が 4 週間以上続き，かつ排便時痛がないこと」と定義しています．この定義で 6 か月後に治療が成功して，緩下剤を中止できたものが 69％，治療成功には至ったものの緩下剤が依然として必要だったものが 8％でした．プライマリケアの現場の感覚からは，生後 3.5 か月の時

図表 81　過去の報告における慢性便秘の治癒率（1 年後）

報告者	施設	n	年齢（歳）中央値（範囲）	便秘の定義	週3回以上の排便	遺糞	排便時痛	1 年後の治癒率
					recovery 定義			
Loening-Baucke	三次	25	9.9y *	Unspecified	◎	◎		36%
Loening-Baucke	三次	97	9.0y *	Unspecified	◎	◎		43%
Staiano	三次	103	4.7y (1.3-11.3y)	Unspecified	○			48%
Loening-Baucke	三次	232	9y * (3y)	Author defined	◎	◎		41.70%
van Ginkel	三次	418	8.0y (6-10y)	Author defined	◎	◎		59%
de Lorijn	三次	169	8.4y (7.0-10.5y)	Author defined	◎	◎		58%
van den Berg	三次	47	0.3y (0.21-1.1y)	Author defined (dyscheziaを含む)	◎		◎	59%
Bongers	三次	401	8y (6-9y)	Author defined	◎	◎		39%
冨本	一次	229	2.8y (2.0-3.6y)	ROME III	◎	◎	◎	25.40%

＊平均（標準偏差）

期に硬い便をきたす本物の便秘はかなり稀です．事実，当院を受診した ROME III 診断基準に合致する便秘患児は，1 歳未満では 229 例中 6 例に過ぎず，6 か月未満では皆無でした．これは，1 歳未満ではまだ「排便がまん」ができないために便秘の悪循環に陥りにくく，ROME III 診断基準による便秘から除外されるためと考えられます．また，彼らの対象症例の多くは，わずか 6 か月で緩下剤を中止できています．やはり，この報告には，もともと自然に軽快する生理的排便頻度の減少や乳児排便困難症が相当数含まれていたと考えるべきでしょう．

　この報告を除けば，過去の報告の対象の年齢は，多くが 8 歳前後でした．この

年齢から想像すると，これらの児は，発症後プライマリケアで数年間治療されましたが，治癒に至らなかった，あるいは治療が中途半端に終わっていて，紆余曲折の上で年齢が長じてから三次施設を受診したものと思います．このように年齢が高いケースは聞き分けがよく，排便トレーニングもきちんとやってくれます．排便協調運動も成熟しているかもしれません．

　当院の悲惨な成績に，4 歳以上の年齢となって受診した群の成績（B）を重ね合わせてみます．初診時に 4 歳以上だった群では，治療開始後 1 年間で 49.2％が治癒に至っていました．多くの便秘患児は，2〜3 歳で発症してすぐにプライマリケアを受診しますが，この年齢ではまだ排便トレーニングができません．**プライマリケアでの長ーい便秘治療期間には，このトレーニングができる年齢になるまでの待機期間のハンディがあります**．

　治療内容を見てみましょう．van Ginkel らの論文によれば，彼らの治療方針は，浣腸をかけて Disimpaction を行い，維持療法に移る．緩下剤はラクチュロースを 0.5 g/kg/ 日から排便状態に応じて増量する．また，高食物繊維食をとらせるなどの指導を行った上で，排便日誌を用いる．モチベーションを上げるため，ほめたり「ごほうび」を与える．418 例中 297 例はバイオフィードバック治療を併用する．以上の治療プロトコールを 6〜8 週間続け，治療成功となってから，3 か月間で緩下剤を減量中止してゆく．どうでしょう？　三次施設とはいえ，バイオフィードバック以外はプライマリケアで行われている治療とほぼ変わるところはなく，極めてスタンダードです．また，バイオフィードバックは特殊治療ですが，小児領域では明らかな有効性は示されていません．この方針では最短で 5 か月程度で減量中止になりますが，現場で便秘の治療に携わっているものとしては「そんなに早く治るんかい！」と突っ込みたくなります．

　実際の臨床現場では，緩下剤減量に伴って便が徐々に硬くなってきて，排便トレーニングが困難になります．ここを乗り越えて排便トレーニングを成立させるために，子どもの頑張りをほめて，励まし，だましだまし，少しずつ減量していきます．ですから，一口に減量中止といってもやはり相応の時間がかかります．5 か月で減量中止に持ち込めるようなケースは稀です．

　これらの論文から受ける違和感は，対象の年齢が違っていること以外に，やはり治癒の基準が異なっていることが大きいと思います．過去の論文にみる治癒の基準はそれぞれに微妙に異なってはいますが，多くは，「週 3 回以上の排便があること」「遺糞がないこと」としています．**一般に治療成績の比較のためには，統一した治**

癒・再発の基準（Core Outcome Set: COS）が必要ですが，その基準には，病態生理から治療・再発にかかわる重点因子が含まれていなければなりません．子どもの便秘に関しては，その発症・慢性化・難治化メカニズムには排便時痛が最もかかわっています．「遺糞がない」のは当然としても，「排便回数が週3回以上」よりも排便時痛に重点が置かれるべきです．実際，緩下剤を中止した状態で「遺糞がなくなりました，週3回以上の排便も確保できました，でも便は硬く，排便時に痛みがあります」というケースも「治癒」になってしまいます．このようなケースでは，早々に再発してもおかしくはありません．町医者はずっとその地域で暮らしていますから，「治癒した」として適当なところで治療を切り上げ，将来その児が成人便秘で苦しんでいれば，町ですれ違ったとき石を投げられます．きちんと治癒させて，再発させないことが町医者の務めです．

　当院の治癒基準は，ROME診断基準のいずれの項目も該当しないこととしており，最も厳しいものと思います．それでも当院を4歳以上で受診した群では，治癒率49.2％です．このことはプライマリケアであっても，**排便トレーニングが可能な年齢の児では，スタンダードな治療を丁寧に行えば，半数は1年間できちんと治癒することを示しています**．二次・三次の施設に紹介すべき慢性機能性便秘症の患者さんは少ないものと思います．

参考文献
1) van den Berg MM, van Rossum CH, de Lorijn F, et al. Functional constipation in infants: a follow-up study. J Pediatr 2005; 147: 700-4.
2) van Ginkel R, Reitsma JB, Büller HA, et al. Childhood constipation: longitudinal follow-up beyond puberty. Gastroenterology 2003; 125: 357-63.

B　治療期間，治癒にかかわる因子…治療の重点目標を知る

　当院で治療した子どもたちの治療期間に関係する因子を調べてみました．過去の論文で，「発症から初診までの期間が長かったケースは，難治で治療期間が長くなる」とした報告があったからです．これが早期治療が重要とされる根拠なわけですが，プライマリケアでは大半の児が発症後1～2か月以内に受診します，ここは消化器を専門とする三次施設からのデータとは異なるところです．当院の便秘患児の治療期間を多変量で解析すると，性別，初診時の年齢，発症から初診までの期間，

腹痛の有無といった因子のうち，治療期間に関係したのは初診時の年齢だけでした．ほかの「便秘の発症時期」や「発症から初診までの期間」は関連していませんでした．つまり，**初診時に排便トレーニングができる年齢だったかどうかだけが治療期間に関わっていました**．

　便秘の治癒因子について検討した論文では，プライマリでの治療についてはコテンパンな言われようです．いわく，

　①小児消化器病専門施設で治療した場合，治療成功率が 74.2 ± 14.5％だったのに対して，一般小児診療施設では 57.8 ± 19.5％と<u>有意ではない</u>が，成功率に差があった（Pijpers）．

　これについて Pijpers は「more advanced, more aggressive treatment」によるものではないかと考察しています．しかし，現時点でガストログラフィン注腸を除けば，使える薬や治療法の差は少ないと思います．つまり，子どもの便秘治療については専門施設と町医者の治療成績の差は「丁寧な診療，治療を行っているか」の違いに過ぎません．まあ，これは「もっとがんばってくれ」の意味だと善意に解釈しましょう．

　②小児期に便秘で治療したものを長期観察した成績で，大人になっても便秘が残ってしまったものは，受診するのが遅かった（OR 1.24；95％信頼区間：1.10-1.40），発症年齢が高い（OR 1.15；95％信頼区間：1.02-1.30），初診時の排便回数が少ないもの（OR 0.92；95％信頼区間：0.84-1.00），だった（Bongers）．

　もっともこの「受診するのが遅かった」は，受診までの期間が中央値 5 年間といいますから，専門施設にたどり着くまでにかなりの紆余曲折があったということなのでしょう．それなりの重症例が含まれていると思いたいところですが，1 年後の治癒率は 39％と良好です．

　上から目線がちょっと気になりますが，**残念ながらプライマリケアでの治療内容が不十分だった可能性は否定できません**．ただし，保護者が子どもの排便状態についてあまり関心を持っていなかったり，便秘は自然に治るものといった誤解も大きく，プライマリケアへのきちんとした受診がなされていなかったこともあったのかなとも思います．

　一般の便秘の発症・受診時の年齢と治癒しやすさの関連は，紆余曲折の多い三次施設のデータより，便秘の子どもの多くが受診するプライマリケアのデータの方が重要です．**初診時年齢だけが治療期間に関係し，便秘の発症時期や発症から初診ま**

での期間が関連しなかった当院のデータからは，初診までに「どのくらい時間がか かっていたか」より「初診時に何歳だったか」つまり，「排便トレーニングができ る年齢に達するまで待機しなくてはならなかったか」がかかわっていることを示し ています．

　海外の三次施設の成績をみる際には，保護者の意識もそれぞれに異なり，受診に 対するハードルも高い国・地域で，紆余曲折の挙句に三次施設にたどり着いた子ど もたちの成績だということを考えておかなければなりません．日本で子どもの便秘 でプライマリケアを訪れる保護者は，子どもの排便状態をきちんと把握して，早め に受診する方が多いと思います．この点には，世界に誇る医療保険制度によって受 診のハードルが低いことが大きくかかわっています．当院のデータは，最も受診ア クセスがしやすい状態で，便秘の子どもを一生懸命治療した時に，治療期間に関係 したのは「排便トレーニングができる年齢だったか」だけでしたよということです． 便秘治療の予後因子を検討した報告はいくつかありますが，**どういった患者さんた ちの成績なのか**を詳しくみておく必要があります．海外の三次施設で紆余曲折を経 た患者さんの予後因子のデータは，日本のプライマリケアの現場ではあまり参考に なりません．

参考文献

1) Bongers ME, van Wijk MP, Reitsma JB, et al. Long-term prognosis for childhood constipation: clinical outcomes in adulthood. Pediatrics 2010; 126: e156-62.
2) Pijpers MA, Bongers ME, Benninga MA, et al. Functional constipation in chil-dren: a systematic review on prognosis and predictive factors. J Pediatr Gastro-enterol Nutr 2010; 50: 256-68.

ⓒ 再発と成人への持ち越しに関して

　一方，丁寧に診療しても成人に持ち越してしまう例もあります．

　Bongers らは，8歳前後（範囲6〜9歳）から治療を開始した401例について11 年間（範囲9〜13年間）と長期にわたって観察を行い，16歳時に80％はコント ロールが良好でしたが，25％は若年成人になっても便秘症状が残存していたと報告 しています．残念ながら，15％の人は治療を中断してしまいました．

　また，van Ginkel らも，中央値5年（範囲1〜8年間）の観察で，三次施設で集 中的に治療しても1年後にコントロールが良好だったものは60％，8年後で80％

だったと報告しています．しかし，再発率は 50%に達し，30%は 16 歳以上になっても便秘が残っていました．

　両者の報告からは，**再発はおおむね半数にみられ，1/4 は成人に移行してしまう**といった成績と思います．残念ながら，思春期を過ぎると性ホルモンの影響もあって女性の方の便秘が増えます．また，もともと腸内細菌叢や，腸脳相関，個々の排便協調運動の成熟度合の違いなどから，丁寧に治療してもなかなか緩下剤から離脱できない便秘の児は一定数存在します．これらの児に対する治療法の改善はこれからの課題と思いますが，それ以外の，治癒しうる便秘の児は多く残されています．できるだけ多くの子どもの便秘を放置せず，大人になる前に治していく，それが町医者の務めと思っています．

参考文献

1）Bongers MEJ, van Wijk MP, Reitsma JB, et al. Long-term prognosis for childhood constipation: clinical outcomes in adulthood. Pediatrics 2010; 126: 156-62.

2）van Ginkel R, Reitsma JB, Büller HA, et al. Childhood constipation: longitudinal follow-up beyond puberty. Gastroenterology 2003; 125: 357-63.

JCOPY 498-14584

索 引

著者略歴

冨 本 和 彦
(とみ もと かず ひこ)

医療法人 とみもと小児科クリニック 理事長
日本小児科学会専門医・指導医

1983 年　弘前大学医学部卒
　　　　　弘前大学医学部小児科・循環器グループ所属
1993 年　青森労災病院小児科部長を経て 2001 年より現職

日本外来小児科学会学会誌編集委員
日本外来小児科学会リサーチ委員
2022 年〜小児期慢性機能性便秘症ガイドライン作成委員

町中華とはいえ，一流レストランに負けない味を出す店もあります．
地域の一開業医ですが，こと子どもに関しては頑固でこだわりのある
町医者になりたいと思っています．
2013 年 8 月　日本外来小児科学会 第 5 回五十嵐正紘記念賞受賞

すぐわかる子どもの便秘
診療ルートガイド　　　　　　　　Ⓒ

発　行　　2022 年 12 月 1 日　　　1 版 1 刷

著　者　　冨　本　和　彦

発行者　　株式会社　中外医学社
　　　　　代表取締役　青　木　　滋

　　　　　〒 162-0805　東京都新宿区矢来町 62
　　　　　電　　話　　(03)3268-2701(代)
　　　　　振替口座　　00190-1-98814 番

イラスト：家護谷志織
印刷・製本/三和印刷（株）　　　＜KH・HO＞
ISBN978-4-498-14584-9　　　　Printed in Japan